Prof. Dr. med. Eberhard Standl

Diabetes

schnell verstehen und
richtig handeln

W0053499

Der Autor des Buches

Prof. Dr. med. Eberhard Standl
Chefarzt der 3. Med. Abteilung
Akadem. Lehrkrankenhaus München-Schwabing,
Stellv. Vorstand der Forschergruppe Diabetes, München
Chefredakteur von »Diabetes und Stoffwechsel«,
»Schulungsprofi Diabetes« und »Diabetes-Journal«
Präsident der Federation Internationaler Diabetessymposien

Das Buch entstand in Zusammenarbeit mit dem gesamten
»Schwabinger Schulungsteam«:

Elke Joswig, Diabetesberaterin DDG
Maria Loser, Diabetesberaterin DDG
Caroline Möhring, Diabetesberaterin DDG
Christina Moser, Diabetesberaterin DDG
Beate Niebsch, Dipl.-Ernährungswissenschaftlerin und
Diabetesberaterin
Theresa Obermeier, Diabetesberaterin DDG, Fußpflegerin
Hedwig Rauch, Leitende Diabetesberaterin DDG
Marion Reimann, Diabetes- und Hypertonieberaterin
Sigrid Reißig, Diabetesberaterin DDG
Priv.-Doz. Dr. med. Ludwig Schaaf
Petra Waeger, Dipl.-Ernährungswissenschaftlerin und
Diabetesberaterin
Prof. Dr. med. Anette G. Ziegler

ehemalige Teammitglieder:
Gabriele Müller, Diabetesberaterin DDG
Priv.-Doz. Dr. med. Oliver Schnell

Prof. Dr. med. Eberhard Standl

Diabetes
schnell verstehen und richtig handeln

- ▶ Ernährung
- ▶ Bewegung
- ▶ Medikamente

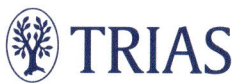

Die Deutsche Bibliothek –
CIP-Einheitsaufnahme
Ein Titeldatensatz für diese Publikation
ist bei Der Deutschen Bibliothek
erhältlich.

Leserservice
Wenn Sie Fragen oder Anregungen zu
diesem Buch haben, schreiben Sie uns:
TRIAS Verlag
Postfach 30 05 04
70445 Stuttgart
oder besuchen Sie uns im Internet:
www.trias-gesundheit.de

Programmplanung:
Dr. rer. nat. Dierk Suhr

Redaktion:
Dipl.-Biol. Sabine Seifert
Satz/Grafik/Lektorat, Stuttgart

Umschlaggestaltung:
Cyclus · Visuelle Kommunikation,
Stuttgart

Illustrationen:
Sabine Seifert

Wichtiger Hinweis:
Wie jede Wissenschaft ist die Medizin ständigen
Entwicklungen unterworfen. Forschung und klini-
sche Erfahrung erweitern unsere Erkenntnisse,
insbesondere was Behandlung und medikamentöse
Therapie anbelangt. Soweit in diesem Werk eine
Dosierung oder eine Applikation erwähnt wird, darf
der Leser zwar darauf vertrauen, dass Autor und
Verlag große Sorgfalt darauf verwandt haben, dass
diese Angabe dem **Wissensstand bei Fertigstel-
lung des Werkes** entspricht.
Für Angaben über Dosierungsanweisungen und
Applikationsformen kann vom Verlag jedoch keine
Gewähr übernommen werden.
Jeder Benutzer ist angehalten, durch sorgfältige
Prüfung der Beipackzettel der verwendeten Präparate und gegebenenfalls nach Konsultation eines
Spezialisten festzustellen, ob die dort gegebene
Empfehlung für Dosierungen oder die Beachtung
von Kontraindikationen gegenüber der Angabe in
diesem Buch abweicht. Eine solche Prüfung ist
besonders wichtig bei selten verwendeten Präpa-
raten oder solchen, die neu auf den Markt gebracht
worden sind. **Jede Dosierung oder Anwendung
erfolgt auf eigene Gefahr des Benutzers.** Autor
und Verlag appellieren an jeden Benutzer, ihnen
etwa auffallende Ungenauigkeiten mitzuteilen.

Gedruckt auf chlorfrei gebleichtem
Papier

© 2002 TRIAS Verlag in
MVS Medizinverlage Stuttgart
GmbH & Co. KG
Printed in Germany
Satz: Sabine Seifert
Druck: Westermann Druck
Zwickau GmbH

ISBN 3-8304-3064-7

Zu diesem Buch

Wenn Ihnen der Arzt eröffnet hat, dass Sie »Diabetes mellitus« haben, besteht kein Grund zur Verzweiflung. Gerade die Entwicklung der Schulung, der diätetischen und medikamentösen Therapie sowie der Selbstkontrolle erlaubt heutzutage den meisten Menschen mit Diabetes, ein fast normales Leben zu führen und dieses Leben auch in vollen Zügen zu genießen. Es gibt zwar keinen harmlosen Diabetes, aber rechtzeitig erkannt ist Diabetes beherrschbar, vorausgesetzt, der Patient ist gut eingestellt und betreut.

Das ist Sache des Arztes, und ihn kann und will dieses Buch nicht ersetzen. Die Behandlung entscheidet über Wohlergehen und Lebensqualität. Der Arzt und Sie als Patient müssen ein festes Bündnis schließen, um erfolgreich Ihre Krankheit in den Griff zu bekommen. Ihr Arzt unterstützt Sie mit Rat und Hilfe bei der Bewältigung Ihrer »Zuckerkrankheit«. Von ihm erfahren Sie das Neueste über Therapiemethoden, blutzuckersenkende Medikamente und Hilfsmittel zum Spritzen.

Zusätzlich vermittelt Ihnen dieses Buch das notwendige Grundwissen über Diabetes und eignet sich hervorragend als Gedächtnisstütze und zum Nachschlagen. Auf den Neuling stürzt eine Flut von Informationen ein. Da ist es wichtig, sich leicht und schnell zurechtzufinden – es sollte Ihr ständiger Begleiter sein.

Mit Hilfe dieses Ratgebers und in enger Zusammenarbeit mit Ihrem Arzt werden Sie es schaffen, Ihre Krankheit in den Griff zu bekommen und damit leben zu lernen.

Prof. Dr. med. Eberhard Standl

Mit dem Diabetes leben

Fragen und Antworten aus der Praxis

Kleines Wörterbuch

Register

Was Sie von diesem Buch erwarten

Wenn sie nach diesem Buch gegriffen haben, weil der Arzt bei Ihnen die Diagnose Typ-2-Diabetes gestellt hat, möchten Sie sich über Ihre Krankheit informieren – und dies ist bereits schon der erste Schritt, mit dem sie ihr weiteres Leben mit dem Diabetes aktiv meistern.

Sie möchten über die Ursache und die Entstehung Ihres Diabetes Bescheid wissen, Behandlungsmöglichkeiten erfahren und Fragen zum Leben mit dem Diabetes beantwortet bekommen – dieses Buch möchte Ihnen dabei helfen.

Es setzt kein Wissen voraus und will auch keine strukturierten Schulungskurse ersetzen, die heute allen Diabetikern angeboten werden. Das Ziel dieses Handbuches ist es, den vom Diabetes betroffenen Menschen das Grundwissen über ihre Krankheit zu vermitteln und sie dadurch in die Lage zu versetzen, die eigenen Dinge trotz Diabetes selbst zu regeln, zu »empowern«. Große Motivation dazu stammt aus der mittlerweile gesicherten Erkenntnis, dass beispielsweise eine gute Diabeteseinstellung mit entsprechenden HbA_{1c}-Werten die Folgeschäden an Auge, Niere, Nerven, aber auch an den großen Blutgefäßen tatsächlich verhindern kann.

»Unbeschwert und aktiv« heißt zu Beginn des 3. Jahrtausends das Motto für jedermann. »Unbeschwert und aktiv« können mittlerweile auch die von Diabetes betroffenen Menschen leben, vorausgesetzt, sie nutzen die heute sehr guten Behandlungsmöglichkeiten für diese häufige Krankheit. Früher kaum denkbare Freiheiten und Flexibilität in der Diabetesführung sind nunmehr vielfache Realität, man muss nur wissen, worauf es ankommt.

Der Arzt und Sie als Patient müssen ein festes Bündnis schließen, um erfolgreich Ihre Krankheit in den Griff zu bekommen. Mit diesem Ratgeber bekommen Sie dafür eine wirksame Hilfe.

Der Diabetes –
eine Volkskrankheit

*Sie sind nicht allein: In Deutschland leben rund
fünf Millionen Diabetiker, dazu kommt eine hohe
Dunkelziffer. Diabetes ist eine chronische Krankheit, die Folgeschäden nach sich ziehen kann, die
sich jedoch bei richtigem Verhalten vermeiden
lassen.*

Oft ist der Diabetes noch unentdeckt

Etwa 200 000 Menschen in Deutschland haben einen Typ-1-Diabetes, insgesamt mehr als 800 000 Menschen müssen täglich Insulin spritzen. Noch immer gibt es eine große Zahl unentdeckter Diabetiker, deren Anteil bei etwa einem Prozent der Bevölkerung liegen dürfte. Bei Reihenuntersuchungen auf Diabetes werden viele bislang unentdeckte Patienten erfasst und der Behandlung zugeführt (»Zufallsdiabetiker«). Interessant und wichtig ist, dass wohl weitere zehn Prozent, also etwa zusätzlich acht Millionen Mitbürger, einen »versteckten Diabetes« haben, den die Ärzte »subklinisch« oder »asymptomatisch« nennen oder als »pathologische Glukosetoleranz« bezeichnen. Es handelt sich dabei um eine Frühform des Diabetes (meist Typ-2-Diabetes), die nur mit bestimmten Tests, also z. B. mit einer Zuckerbelastungsprobe, zu entdecken ist.

Diabetes kann verhindert werden

Neuere Untersuchungen zeigen, dass sich in diesem Vorstadium durch entsprechende Maßnahmen, wie z. B. gesunde Ernährung, körperliche Aktivität bzw. Medikamente der Diabetes in vielen Fällen verhindern lässt.

Diabetes – Volkskrankheit Nr. 1

Diese Tatsachen zeigen, dass sie sich als Diabetiker mit ihren Problemen nicht aus der Gesellschaft ausgegrenzt und als Sonderfall empfinden müssen, sondern dass man wohl zu Recht den Diabetes als Volkskrankheit Nr. 1 bezeichnen kann.

Für wen ist dieses Buch geschrieben?

Verschiedene Diabetestypen

Ist es berechtigt, »alle Diabetiker« gleichsam in einen Topf zu werfen? Bestehen nicht je nach Lebensalter und Diabetestyp unterschiedliche Probleme? Das trifft zweifellos zu, auch wenn, wie zu zeigen sein wird, viele Gemeinsamkeiten vorhanden sind, die eine einheitliche Betrachtung der Krankheit ermöglichen. Stellen wir nun zunächst drei Fälle vor, wie sie immer wieder auftreten.

▨ Typ-1-Diabetiker, der »intensiviert« Insulin spritzt

Diese Patienten hat man früher auch als »jugendliche Diabetiker« bezeichnet. Zwar haben viele dieser Menschen ihren Diabetes im Alter von zehn, 15 oder 20 Jahren bekommen, manche auch schon mit fünf, andere aber erst mit 40 oder 60 oder im noch höheren Lebensalter. Die Autoimmunkrankheit, die zum Typ-1-Diabetes führt (s. S. 16), kann praktisch in jedem Lebensalter auftreten, allerdings ist die Dynamik der Krankheitsentwicklung bei älteren Menschen etwas abgemildert. Oft wird auch von »Lada«-Diabetes (Latent Autoimmune Diabetes in the Adult) gesprochen, wenn der Typ-1-Diabetes nicht ganz so akut im höheren Lebensalter auftritt.

Der Beginn des Diabetes mit starkem Durst, vermehrtem Wasserlassen, auffälliger Gewichtsabnahme, mitunter sogar mit einem diabetischen Koma, ist hier schwerlich zu übersehen. Meist ist eine so genannte intensivierte Insulintherapie mit täglich vier Spritzen Insulin plus ebenso häufigen Blutzuckerselbstkontrollen für das Erreichen einigermaßen normaler und stabiler Blutzuckerwerte erforderlich, eine Reihe von Patienten ist auf die Hilfe von Insulinpumpen angewiesen.

Erste Symptome: starker Durst vermehrtes Wasserlassen, auffällige Gewichtsabnahme.

Menschen mit Typ-1-Diabetes sind meistens von Jugend an mit der Krankheit konfrontiert und haben gelernt, mit ihr umzugehen. Das vorliegende Buch wendet sich aber besonders an Typ-2-Diabetiker, bei denen der Arzt oft zufällig die Diagnose Diabetes gestellt hat:

Typ-2-Diabetiker ohne Insulinbehandlung

Als »milden« Erwachsenen- oder gar Altersdiabetes hat man diese Diabetesform lange bezeichnet. Tatsächlich handelt es sich meist um 50-, 60- oder 70-jährige Menschen, deren Diabetes nur selten vor dem 40. Lebensjahr begonnen hat. Aber »milde« und damit harmlos ist dieser Diabetes deshalb keineswegs, selbst wenn er anfänglich noch nicht einmal Beschwerden machte.

Typ-2-Diabetes ist eine Stoffwechselerkrankung, die durch erhöhte Blutzuckerwerte gekennzeichnet ist. Ursache ist eine Störung der Insulinsekretion und/oder der Insulinwirkung.

Bei anderen waren zwar Beschwerden vorhanden, nur zog sich das Ganze über mehrere Monate hin (der Durst war im Sommer gar nicht so schlimm, wie gut doch das Bier schmeckte!). Das Essen jedenfalls hat stets gut »gemundet«. In der Familie waren von jeher alle dick, natürlich auch der Patient. Blutdruck- und Blutfetterhöhungen sind oft gleichzeitig vorhanden und meistens schon Jahre bekannt.

Übergewicht, erhöhte Blutfettwerte und Bluthochdruck sind Risikofaktoren!

Der Arzt sagt, dass dieser Diabetes eigentlich mit richtiger Ernährung allein behandelt werden könnte. Mit der Gewichtsabnahme gibt es aber Schwierigkeiten. Der Arzt weist auf die Notwendigkeit der alleinigen Behandlung mit der gesunden Ernährung hin und verschreibt nur widerstrebend Tabletten. Vielfach wollen und wollen die Blutzuckerwerte aber einfach nicht besser werden.

Andere Betroffene schaffen es aber sehr gut, praktisch normale (»normnahe«) Blutzuckerwerte zu erreichen und dies auch mit Blutzuckerselbstkontrollen zu dokumentieren.

◾ Typ-2-Diabetiker mit Insulinbehandlung

Auch bei Typ-2-Diabetes kann das Spritzen von Insulin nötig werden.

So paradox es klingt: Auch bei den eigentlich nicht insulinabhängigen Typ-2-Diabetikern kann eine Insulinbehandlung notwendig werden.

Obwohl sich der Patient seit Jahren nicht mehr so recht um ein niedriges Gewicht mühte, schien es plötzlich von selbst zu gehen. Binnen eines halben Jahres war das Körperfett weitgehend dahingeschmolzen. Allerdings waren die Blut- und Harnzuckerwerte dabei exzessiv hoch; sogar Aceton wurde im Urin festgestellt. Das genaue Einhalten der Diabeteskost brachte dann trotz der Höchstdosis der »Zuckertabletten« die Entgleisung nicht mehr zum Stillstand, nachts suchten quälende Nervenschmerzen die Beine heim. Kurzum: Auch bei Typ-2-Diabetikern kann der körpereigene Insulinmangel so weit fortschreiten, dass nurmehr eine Behandlung mit Insulin, d. h. Spritzen, die vielen Probleme zu lösen vermag.

Kombination mit Tabletten

Im Nachhinein bedauern viele Patienten, dass sie sich nicht schon wesentlich früher auf die Insulinbehandlung eingelassen haben, nachdem sie sich damit so viel besser fühlen. Manchmal kommen diese Patienten mit ein bis zwei Spritzen täglich aus – im Sinne einer »konservativen« Insulinbehandlung –, andere benötigen vier Spritzen, d. h. vor jeder Hauptmahlzeit und vor dem Schlafengehen, oder müssen intensiviert spritzen. Nicht selten erweist sich eine Kombination mit Sulfonylharnstoff-Tabletten oder/und anderen blutzuckersenkenden Tabletten als nützlich.

Haben Sie sich wiedererkannt?

Und drängen sich Ihnen nicht die gleichen Fragen auf wie diesen Patienten? Sie wollen sicher wissen, wie es überhaupt zum Diabetes kommt und warum der Schweregrad so unterschiedlich sein kann. Warum muss ich spritzen, während andere Tabletten nehmen dürfen oder gar das Ganze nur mit richtiger Ernährung und Bewegung steuern? Was sind das für Gefäßerkrankungen, die der Arzt immer erwähnt, wenn er auf die Wichtigkeit einer »guten Einstellung« hinweist? Was ist überhaupt diese »gute Einstellung«, von der der Arzt spricht, wenn Blut- und Harnzuckerwerte sowie andere Untersuchungen zufriedenstellend ausgefallen sind? Warum wird so viel Wert auf das Körpergewicht gelegt? Dazu die Probleme mit der Diät und dem Insulin und …

Was ist eine »gute Einstellung«?

Über den Umgang mit der Krankheit

Menschen mit Diabetes sollte es gelingen, die Krankheit als Tatsache zu akzeptieren und als einen unabänderlichen Bestandteil des Lebens anzuerkennen. Zu wissen, dass man nur nach Kenntnis der Regeln und Gesetzmäßigkeit der Krankheit dieser begegnen kann, wird einem helfen, Depressionen und Selbstmitleid zu überwinden.

Die Konfrontation mit dem Diabetes ist wie die Konfrontation mit dem Leben selbst, eine Chance, die vielfältigen Möglichkeiten des Lebens, die bleiben, sinnvoll und verantwortlich zu gestalten. Nur so haben Sie Lebensqualität, Lebensperspektive und – Lebenserwartung!

Menschen mit Diabetes stoßen an sehr persönliche Grenzen, die man nicht als Gefängnis begreifen sollte, sondern als Erfahrung.

Die größten Gefahren im Umgang mit Diabetes sind:
- Die Krankheit zu leugnen.
- Übertrieben tüchtig sein zu wollen, um ein Minderwertigkeitsgefühl auszugleichen.
- Aufgeben und depressiv werden; das macht Patienten, die mit dem Arzt zusammenarbeiten müssen, handlungsunfähig.
- Falsche Hoffnungen auf Heilung. Damit nimmt man falsche Behandlungsmethoden in Kauf und fällt leicht auf Betrüger herein.

Akzeptieren Sie den Diabetes – Schritt für Schritt

Nehmen Sie teil an einer Diabetikerschulung ...

▶ Gleich zu Beginn des Diabetes sollten Sie an einer strukturierten Diabetikerschulung teilzunehmen. Hier erlernen Sie alles, was Sie für ein Leben mit Diabetes wissen und beachten sollten, um auf Dauer trotz Diabetes ein nahezu normales Leben führen zu können.

... und machen Sie sich fit!

▶ Das moderne Konzept solcher Schulungskurse zielt darauf ab, den Einzelnen stark (»Power«) und fit zu machen und damit in die Lage zu versetzen, sein Leben mit Diabetes selbst aktiv zu regeln (Stichwort »Empowerment«). Dadurch wird von Ihnen heute natürlich mehr Eigeninitiative und Eigenverantwortung erwartet als früher, denn nur mit Ihrer Mitarbeit wird eine gute Stoffwechseleinstellung langfristig erfolgreich möglich sein.

▶ Durch spezielle Fachbücher, Zeitschriften (z. B. Diabetes-Journal), ein geeignetes Call-Center oder das Internet können sie sich zusätzlich informieren, denn Informiertsein und die Motivation, den richtigen und sicheren Umgang mit der Erkrankung gefunden zu haben, gibt Ihnen mehr Selbstwertgefühl und Lebensfreude.

Über Ihre Ziele entscheiden Sie selbst – nicht der Arzt!

▶ Teilen Sie Ihrem Behandlungsteam (Arzt, Diabetesberaterin und Diätassistentin) Ihre Wünsche, Ziele und Erwartungen mit, die Sie bezüglich Ihrer Diabeteseinstellung im Alltag haben. Nur dann kann Ihr Behandlungsteam mit Ihnen gemeinsam auch das richtige Therapiekonzept auswählen – denn Sie müssen entscheiden, welche Ziele Sie bei Ihrem Diabetes erreichen wollen.

Tauschen Sie sich aus mit anderen Diabetikern.

▶ Wenn dann doch irgendwann negative Emotionen und Gefühle bei Ihnen aufkommen, suchen Sie das Gespräch mit anderen, den Erfahrungsaustausch. Diese Möglichkeit haben Sie z. B. in den erwähnten Schulungskursen oder auch in Selbsthilfegruppen des Deutschen Diabetiker-Bundes. Die Erkenntnis, dass andere in der gleichen Situation sind wie Sie, vielleicht auch die gleichen Probleme haben, wird Ihnen helfen.

Ursachen und Entstehung des Diabetes

Es gibt zwar verschiedene Formen von Diabetes, aber bei praktisch allen spielen bei der Entstehung sowohl erbliche (innere) Faktoren als auch äußere Einflüsse eine wichtige Rolle.

Die Rolle der Vererbung

Mittlerweile kennt man mehrere Dutzend von Erbkonstellationen, die das Auftreten eines Diabetes begünstigen. Für genauere Aussagen hinsichtlich der Erblichkeit müssen die beiden Hauptformen, nämlich Typ-1- und Typ-2-Diabetes, gesondert betrachtet werden, es existieren aber auch gewisse Zusammenhänge zwischen diesen beiden Diabetestypen. Untersuchungen haben gezeigt, dass Kinder und Enkelkinder von Typ-2-Diabetikern auch ein erhöhtes Risiko haben, einen Typ-1-Diabetes zu entwickeln.

Bestimmte Erbkonstellationen begünstigen Diabetes.

Typ-1-Diabetes: eine Autoimmunkrankheit

Hinsichtlich der Entstehung des Typ-1-Diabetes haben sich im vergangenen Jahrzehnt die Hinweise verdichtet, dass es sich hierbei um eine Autoimmunkrankheit handelt.

Aufgabe des Abwehrsystems ist es normalerweise, in den Körper eingedrungene Infektionserreger unschädlich zu machen, u. a. durch die Bildung von speziellen Abwehrstoffen, den sog. Antikörpern.

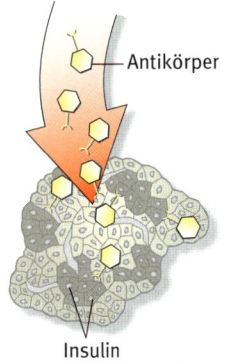

Antikörper

Insulin produzierende Zellen

Antikörper vernichten normalerweise eindringende Keime.

Im Blut frisch erkrankter Diabetespatienten finden sich verschiedene Antikörper, die fälschlicherweise gegen körpereigene Gewebe und Substanzen gerichtet sind, z.B. die Insulin herstellenden Gewebe in der Bauchspeicheldrüse (sog. Inselzellantikörper) und sogar gegen das Insulin selbst (Insulinautoantikörper). Gleichzeitig zeigen die Insulin herstellenden Inseln der Bauchspeicheldrüse eine (Immun-)Entzündung (Insulitis) mit aus dem Blut eingedrungenen speziellen weißen Blutkörperchen, vornehmlich (Immun-)Lymphozyten.

Die in die Insulin herstellenden Gewebe der Bauchspeicheldrüse eingedrungenen weißen Blutkörperchen verrichten ihr zerstörerisches Werk über Monate, z.T. über Jahre. Erst wenn 80 bis 90 Prozent des Insulin herstellenden Gewebes in der Bauchspeicheldrüse vernichtet sind, kommt es zum Ausbruch des Diabetes.

Warum solche Inselzell- und andere Antikörper entstehen, ist heute noch nicht geklärt. Es wird vermutet, dass bestimmte Infekte (u. a. Mumps, Masern und Röteln) auf ein erblich vorgegebenes, besonders reagierendes Immunsystem treffen und dabei die bereits erwähnten Lymphozyten unter den weißen Blutkörperchen den falschen Befehl erhalten, das Insulin herstellende Gewebe in der Bauchspeicheldrüse zu zerstören. Dabei sind nicht die Infekte das Problem, sondern die fehlgeleiteten Abwehrvorgänge des Körpers.

Die Ursachen für die fehlgeleiteten Immunvorgänge sind noch unbekannt.

Ferner glaubt man in letzter Zeit Hinweise entdeckt zu haben, dass Typ-1-Diabetes speziell bei Menschen mit niedrigem Pigmentierungsgrad der Haut bzw. der Augen auftritt, Menschen, die überschießend auf UV-Licht reagieren und deren Immunsystem Besonderheiten aufweist.

Auffallend ist auch, dass besonders in nördlichen Ländern Typ-1-Diabetes fünf- bis zehnmal häufiger auftritt als z. B. in Ländern des Mittelmeerraums (Ausnahme hier: Sardinien). Weitere Umweltfaktoren werden in der Ernährung (zu kurze Stilldauer, zu früher Einsatz von Kuhmilch, Toxine wie Nitrosamine) vermutet.

Typ-2-Diabetes: Hauptrisiko Übergewicht

Typ-2-Diabetes ist zwar viel stärker erblich als Typ-1-Diabetes, dies bedeutet jedoch nicht, unter allen Umständen zuckerkrank zu werden. In den meisten Fällen tragen äußere Faktoren ganz entscheidend zum Ausbruch eines Diabetes bei, bei Typ-2-Diabetes allen voran Übergewicht, Fettsucht und Bewegungsmangel.

Mit zunehmendem Übergewicht steigt das Risiko, einen Typ-2-Diabetes zu entwickeln, auf das Fünf- bis Zehnfache (s. Abb.). Über 90 Prozent der Typ-2-Diabetiker sind mehr oder weniger deutlich übergewichtig. Diese Menschen weisen

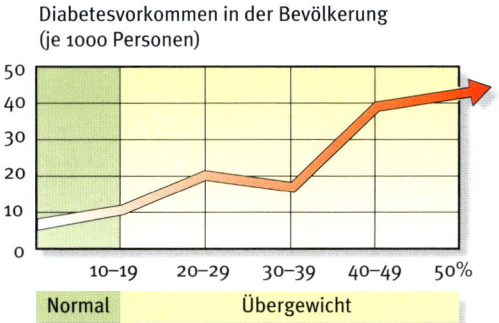

Diabetesvorkommen in der Bevölkerung
(je 1000 Personen)

Normal | Übergewicht

Trotz Veranlagung –
man *muss*
nicht zuckerkrank
werden!

zwar meist noch viel eigenes Insulin in ihrem Körper auf, dieses kommt aber erst verzögert und infolge von Fettsucht und Bewegungsmangel nur abgeschwächt zur Wirkung. Das Bild trifft tatsächlich zu: Je dicker und fetthaltiger die Körpergewebe wie Muskeln und Fettgewebe werden, desto schwerer tut sich das vorhandene Insulin – auch wenn es recht viel ist –, richtig zu wirken.

MODY-Diabetes – eine genetische Sonderform

Besonders hervorzuheben ist die starke Erblichkeit einer Art des Typ-2-Diabetes, wenn er bereits bei Kindern und Jugendlichen (vor dem 25. Lebensjahr) auftritt (»**MODY**«-Diabetes = **m**aturity **o**nset **d**iabetes **in** **y**oung people). Für MODY-Diabetes stehen bereits genetische Tests zur Verfügung.

▪ Wenn der Muskel nicht mehr auf Insulin reagiert

Höhere Insulin-
spiegel können Hin-
weis auf späteren
Typ-2-Diabetes sein.

In diesem Zusammenhang spricht man auch von Insulinresistenz, d. h. der Körper reagiert zu wenig auf das eigene Insulin. Fettgewebe und vor allem die Muskulatur sind davon betroffen. Menschen mit starker erblicher Belastung für Typ-2-Diabetes, z. B. selbst Kinder und junge Erwachsene mit zwei Typ-2-diabetischen Elternteilen, zeigen trotz völlig normaler Blutzuckerwerte bereits diese Insulinresistenz. Als Folge davon stellen sich höhere Insulinspiegel im Blut ein, die dann die normalen Blutzuckerwerte gewährleisten. Höhere Insulinspiegel im Nüchternzustand zeigen das Risiko für später auftretenden Typ-2-Diabetes bereits viele Jahre bis Jahrzehnte vorher an.

Insulinresistenz –
auch bei normalem
Körpergewicht.

Diese erbliche Insulinresistenz findet sich auch bei völlig normalem Körpergewicht, sie wird jedoch durch Übergewicht verstärkt. Dabei ist vor allem ein Fettansatz am Bauch ungünstig, Hüftspeck dagegen ist weniger gefährlich. Bewegungsmangel fördert die Insulinresistenz des Muskels noch weiter.

Bei Menschen mit erblicher Typ-2-Diabetes-Belastung, die bei einer Zuckerbelastungsprobe bereits krankhaft erhöhte Blutzuckerwerte aufweisen, zeigt sich zusätzlich zur Insulinresistenz ein weiterer Funktionsdefekt bei der Insulinabgabe aus der Bauchspeicheldrüse: Die normalerweise rasche Insulinabgabe auf eine akute Blutzuckererhöhung (Zuckerbelastungstest) erfolgt bei ihnen deutlich verzögert.

Zusätzlich verzögerte Insulinabgabe ...

Bei Patienten, die an einem Diabetes im eigentlichen Sinn leiden und nicht nur eine gestörte Zuckerbelastungsprobe aufweisen, ist dann auch die Insulinproduktion in der Bauchspeicheldrüse beträchtlich verringert, möglicherweise als ein Zeichen der Erschöpfung infolge einer jahrzehntelangen Überbeanspruchung.

... und verringerte Insulinproduktion

Das metabolische Syndrom und seine Folgen

Die Insulinresistenz geht bei »Noch-nicht-Diabetikern« mit höheren Blutdruckwerten einher sowie mit für die Blutgefäße ungünstigen Blutfettwerten. Viele Menschen mit einem solchen Stoffwechsel- oder metabolischen Syndrom (s. u.) entwickeln bereits früh Störungen an den großen Blutgefäßen, z. B. am Herzen. Man muss daher bei Menschen mit starker erblicher Belastung für Typ-2-Diabetes, z. B. mit einem diabetischen Geschwister- oder Elternteil, aber auch bei Menschen aus Familien mit hohem Blutdruck, regelmäßig nach Gefäßkomplikationen sowie dem Vorhandensein eines Typ-2-Diabetes fahnden.

Bereits früh können Störungen an den großen Blutgefäßen auftreten.

Metabolisches Syndrom = Risikokonstellation für Gefäßschäden und Typ-2-Diabetes

► Erbanlage

► Übergewicht

► körperliche Inaktivität

► Bluthochdruck

► Fettstoffwechselstörung

◼ Die verschiedenen Möglichkeiten der Vorbeugung

Bei erblicher Belastung normales Körpergewicht anstreben!

Menschen mit metabolischem Syndrom sollten möglichst ein normales Körpergewicht anstreben und halten, wobei der »Bauch« besonders zu trimmen ist. Auch regelmäßige körperliche Bewegung bzw. Sport ist ganz wichtig. Ferner sollte bei so Belasteten auf zusätzliche Risiken wie Blutdruckerhöhungen oder Blutfettveränderungen geachtet und ggf. entsprechende Behandlungen eingeleitet werden. Darüber hinaus wird derzeit in mehreren Großstudien versucht, dem Typ-2-Diabetes bei besonders gefährdeten Personen durch zusätzlichen Einsatz von Tabletten wie Acarbose, Metformin oder Glitazonen (s. Kapitel »Die Behandlung mit Tabletten«) entgegenzuwirken.

Einsatz von Tabletten

Der Einfluss von Krankheiten

Infekte verschlechtern die Stoffwechsellage ...

Dass ein Infekt abgesehen vom Typ-1-Diabetes direkt zur Entstehung eines Diabetes führt, wird heute als weitgehend unwahrscheinlich angesehen. Wie jedoch erfahrene Diabetiker sicherlich schon wissen, verschlechtert jeder Infekt im Allgemeinen vorübergehend die Stoffwechsellage; ein noch »versteckter« Diabetes kann durch den gleichen Mechanismus in das volle Krankheitsbild übergehen. In diesem Sinne kann ein Infekt das Auslösen eines Diabetes – sowohl vom Typ 1 als auch vom Typ 2 – gerade zu diesem Zeitpunkt begünstigen. Umgekehrt fördert eine schlechte Diabeteseinstellung mit hohen Blutzuckerwerten das »Angehen« von Infekten jeglicher Art. Insgesamt ist es deshalb nicht überraschend, dass bei zehn bis 20 Prozent aller Patienten bei Ausbruch des Diabetes gleichzeitig auch ein schwerer Infekt besteht.

... ebenso wie Krankheiten der Bauchspeicheldrüse und der Leber.

Als weitere Unterform von Diabetes werden Fälle klassifiziert, die im Zusammenhang mit Krankheiten der Bauchspeicheldrüse (z. B. Pankreatitis, d. h. Entzündung der Bauchspeicheldrüse) oder der Leber (chronische Hepatitis, d. h. Leberentzündung, und Leberzirrhose = bindegewebiger, knotiger Umbau der Leber) auftreten. Viele dieser Patienten brauchen eine Insulintherapie, können insulinempfindlich sein, aber auch insulinresistent. Zur Diagnostik ist dafür eine orientierende Ultraschalluntersuchung der Oberbauchorgane wichtig.

Auch durch (seelischen) Stress kann es zu Diabetes kommen.

Auch bei Mukoviszidosekranken, die ebenfalls an Veränderungen der Bauchspeicheldrüse leiden, kommt es im Erwachsenenalter nicht selten zu einem dem Typ-1-Diabetes ähnlichen Krankheitsbild.

Mukoviszidose

Die familiär vorkommende Eisenspeicherkrankheit Hämochromatose befällt u. a. Leber und Bauchspeicheldrüse und führt häufig zu einem insulinbedürftigen Diabetes mit ausgeprägter Insulinresistenz.

Hämochromatose

Eine Reihe von seltenen erblichen Krankheiten, insbesondere mit Defekten im Nervensystem, ist mit verschiedenen Formen von Diabetes gekoppelt. Auch viele Hormonkrankheiten (der Hirnanhangdrüse, der Schilddrüse, der Nebenschilddrüse, der Nebenniere und der Eierstöcke) sind mit Diabetes und seinen Vorstufen vergesellschaftet.

Defekte im Nervensystem

Hormonkrankheiten

Medikamente als Auslöser des Diabetes

An erster Stelle stehen hier das Cortison und seine Abkömmlinge – Wirksubstanzen, die den Nebennierenrindenhormonen entsprechen. Die örtliche Anwendung von Cortison, z. B. in Form einer Salbe, spielt allerdings für den Zuckerhaushalt keine Rolle.

Cortison

Weniger ausgeprägt, aber noch deutlich nachweisbar ist die nachteilige Wirkung mancher harntreibenden bzw. blutdrucksenkenden Mittel (Thiazide und Betablocker) sowie der Antibabypille. Auch sie können zu einer vorzeitigen Diabetesmanifestation führen oder eine bestehende diabetische Stoffwechsellage verschlechtern.

Thiazide, Betablocker

Antibabypille

Wenn die Krankheit während der
Schwangerschaft beginnt

Veränderungen im Hormonhaushalt können der Entwicklung einer diabetischen Stoffwechsellage Vorschub leisten. Als praktisch wichtiges Beispiel ist die Schwangerschaft zu nennen, während der es bei ungefähr zwei bis drei Prozent aller bis dahin gesunden Frauen zum ersten Auftreten eines Diabetes kommt.

Gestationsdiabetes

Dieser Schwangerschaftsdiabetes (Gestationsdiabetes) macht nicht selten eine Behandlung mit Insulin notwendig, weil sich sonst Komplikationen für den normalen Schwangerschaftsverlauf bzw. das Kind ergeben. Zwar verschwinden die Symptome des Diabetes oft nach dem Ende der Schwangerschaft, aber innerhalb von zehn Jahren erkrankt etwa die Hälfte dieser Frauen an einer manifesten Zuckerkrankheit. Dieser Diabetes wäre wohl auch ohne vorangegangene Schwangerschaft früher oder später aufgetreten, kann aber durch die hormonellen Umstellungen während der Schwangerschaft schon Jahre vorher erkannt werden. Solche Frauen haben dann die Möglichkeit, durch vorbeugende Maßnahmen (Vermeidung von Übergewicht) den endgültigen Ausbruch der Zuckerkrankheit hinauszuschieben oder sogar zu verhindern.

Einem späteren Diabetes kann vorgebeugt werden.

In etwa zehn Prozent aller Fälle von Gestationsdiabetes sind gleichzeitig die auf Typ-1-Diabetes hinweisenden Antikörper positiv. Diese Frauen sollten auch nach der Schwangerschaft engmaschig überwacht werden, weil oft frühzeitig eine Insulintherapie angezeigt ist. Generell können auch die Kinder von Gestationsdiabetikerinnen schon in den ersten Lebensjahren diese Antikörper entwickeln. Drei Jahre nach der Geburt haben ca. fünf bis zehn Prozent dieser Kinder Antikörper.

Was ist Diabetes?

Diabetes mellitus bedeutet »honigsüßes Hindurchfließen«, die Ausscheidung von Zucker im Urin. Ursache ist eine Stoffwechselstörung, die in verschiedenen Typen vorkommt. Dabei versagt die Steuerung der lebenswichtigen Zuckermenge im Blut durch das Hormon Insulin, das die Bauchspeicheldrüse produziert. Die Folgen reichen von starkem Durst und ständigem Harndrang, Müdigkeit und Gewichtsverlust bis hin zu Bewusstlosigkeit und Folgeschäden.

Wie wird der Diabetes festgestellt?

Wie bei allen Krankheiten geht es zunächst um die richtige Diagnose. Bei Diabetes müssen dazu die Blutzuckerwerte mit einer zuverlässigen und genauen Labormethode bestimmt werden.

▓ Erhöhter Blutzucker nüchtern und nach dem Essen

Blutzuckerspiegel nach dem Essen über 160 mg% = dringender Diabetesverdacht!

Der Blutzuckerspiegel steigt beim Gesunden nach dem Essen nicht über 140 mg% an; Blutzuckerwerte nach dem Essen über 160 mg% sind dringend diabetesverdächtig. Neuerdings werden die Nüchternblutzuckerwerte für die Diagnostik bevorzugt, dieser liegt beim Gesunden zwischen 60 und 100 mg%´und eindeutig im diabetischen Bereich bei über 125 mg% im venösen Plasma bzw. ab 110 mg% im Kapillarblut der Fingerbeere. Ergeben sich bei den Voruntersuchungen irgendwelche Zweifel, wird eine orale Glukosebelastung durchgeführt (s. u.). Nicht geeignet ist die alleinige Untersuchung des Harns auf Glukose; diese Tests dienen in erster Linie dazu,bei der häuslichen Selbstkontrolle die ganz persönliche Nierenschwelle (S. 29) herauszufinden. Die ist nämlich sehr unterschiedlich und kann für die Dosierung von Medikamenten und die Diät eine Rolle spielen.

Die Höhe des Blutzuckers kann nicht nur in mg pro 100 ml (mg %), sondern auch in Anzahl der Blutzuckerteilchen pro Liter (mmol/l, sprich »Millimol pro Liter«) angegeben werden. Dadurch ergeben sich gänzlich andere Zahlen. Zur besseren Übersicht sind mg % und mmol/l Blutzucker in der Abbildung zur Nierenschwelle (S. 29) gegenübergestellt, und die Tabelle rechts zeigt Ihnen die Umrechnung von mg % in mmol/l und zurück.

▓ Die orale Glukosebelastung

Bei der oralen Glukosebelastung erhält der nüchterne Patient, der vorher drei Tage lang kohlenhydratreich gegessen haben soll, 75 g Traubenzucker in 400 ml Wasser oder Tee gelöst oder ein dieser

Glukosemenge entsprechendes standardisiertes Zuckergemisch, das käuflich erhältlich ist. Wenn dabei der 2-Stunden-Wert mehr als 140 mg% Blutzucker (zur Umrechnung in mmol/l s. Tabelle) beträgt, besteht eine sog. gestörte Glukosetoleranz; 2-Stunden-Werte über 200 mg% sprechen eindeutig für einen manifesten Diabetes.

2-Stunden-Werte über 200 mg% = manifester Diabetes

Tabelle Umrechnung für Blutzuckerwerte von mg pro 100 ml (mg%) in Millimol pro Liter (mmol/l)

mg% entsprechen	mmol/l	mg% entsprechen	mmol/l
20	1,11	220	12,22
40	2,22	240	13,34
60	3,34	260	14,45
80	4,45	280	15,56
100	5,56	300	16,67
120	6,67	320	17,78
140	7,78	340	18,89
160	8,89	360	20,00
180	10,00	380	21,11
200	11,11	400	22,22

Welche Aufgaben hat Insulin?

Diabetes mellitus beruht auf einem absoluten oder relativen Mangel an Insulin, einem Hormon, das in den B-Zellen der Langerhans-Inseln in der Bauchspeicheldrüse gebildet wird (s. auch Abbildung auf der nächsten Seite). Insulin hat im Körper verschiedene Funktionen.

Einfluss auf den Kohlenhydratstoffwechsel

Insulin senkt den Blutzucker: Es regt zum einen die Aufnahme des Traubenzuckers in das Muskel- und Fettgewebe an, zum anderen hemmt es die Glukosefreisetzung aus der Leber. Der aufgenommene Zucker wird entweder zur Energiegewinnung verbrannt

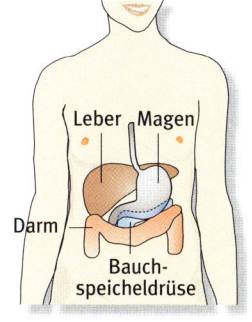

Insulin wird in der Bauchspeicheldrüse produziert.

In der Bauch-
speicheldrüse wird
neben Insulin auch
der Gegenspieler
Glukagon produziert
und gespeichert – ein
Hormon, das zur
Freisetzung von
Zucker aus der Leber
führt.

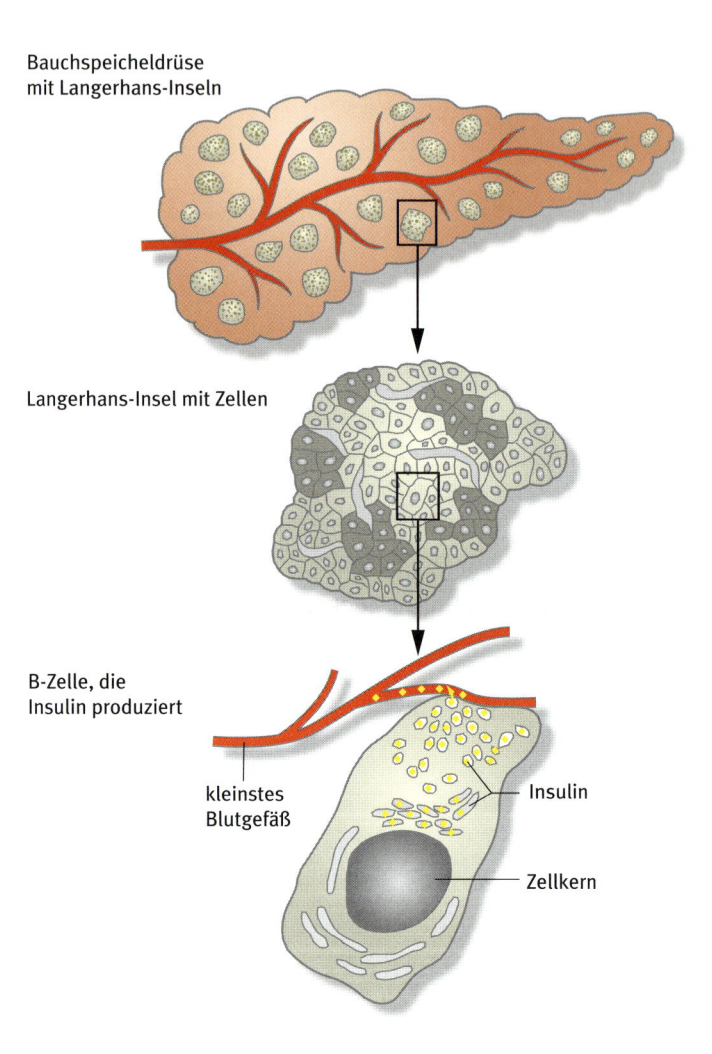

Bauchspeicheldrüse
mit Langerhans-Inseln

Langerhans-Insel mit Zellen

B-Zelle, die
Insulin produziert

kleinstes
Blutgefäß

Insulin

Zellkern

In der Bauchspeicheldrüse sitzen die »Langerhans-Inseln« mit den B-
(oder auch Beta-)Zellen. Sie produzieren das Insulin, speichern es und
geben es bei Bedarf ins Blut ab.

oder als Reservezucker (Glykogen) im Muskel und in der Leber gespeichert. Die Speichermöglichkeiten sind jedoch begrenzt, die Leber hat beispielsweise nur für höchstens 75 g Stärke Platz. Mit der Nahrung zugeführte größere Mengen an Kohlenhydraten werden im Körper zu Fett umgewandelt und im Fettgewebe abgelagert: Man setzt Fett an.

Einfluss auf den Fettstoffwechsel

Insulin greift auch in den Fettstoffwechsel ein. Es begünstigt die Bildung von Fett und unterdrückt gleichzeitig den Fettabbau. Allerdings sind mit wachsender Menge an Körperfett immer höhere Insulinspiegel notwendig. Auf die Dauer kann dadurch die Insulin bildende Bauchspeicheldrüse bei entsprechender Erbanlage überbeansprucht werden, es kommt zu einem relativen Insulinmangel, kurz, es entsteht ein Diabetes mellitus. Dieser Diabetes kann sich durch diätetische Maßnahmen rückbilden.

Gewichtsabnahme kann Diabetes günstig beeinflussen!

Für viele übergewichtige Diabetiker besteht daher die Chance, durch eine drastische Verringerung ihres Fettgewebes, d. h. durch eine Gewichtsabnahme, ihre Zuckerkrankheit günstig zu beeinflussen und diese sogar wieder in ein Vorstadium zurückzudrängen. Die Devise muss also heißen: Langsame, aber beständige Gewichtsabnahme durch richtige Ernährung und Steigerung der körperlichen Aktivität.

Die Unterschiede zwischen Typ-1- und Typ-2-Diabetes

Für den Typ-1-Diabetes trifft – abgesehen von der Anfangsphase – der absolute Insulinmangel zu, für den Typ-2-Diabetes der relative Mangel. Der typische Typ-1-Diabetiker ist in der Regel von schlankem Körperwuchs, wegen seines absoluten Insulinmangels unbedingt auf die Insulinspritze angewiesen, mit labiler Stoffwechsellage und meist mit akutem Krankheitsbeginn vor dem 40. Lebensjahr. Natürlich gibt es hinsichtlich des Krankheitsbeginns Überlappungen mit den Erwachsenendiabetikern – Extremfälle

Typ-1-Diabetes = absoluter Insulinmangel

Typ-2-Diabetes = relativer Insulinmangel

wie »Erwachsenendiabetes im Kindesalter« und »Jugendlichendi-abetes im Greisenalter« kommen durchaus vor. Deshalb haben sich im medizinischen Sprachgebrauch die Bezeichnungen »Typ-1-Diabetes« (Jugendlichendiabetes) und »Typ-2-Diabetes« (Erwach-senendiabetes) eingebürgert, während sich die englischen Abkür-zungen IDDM (insulin dependent diabetes mellitus) und NIDDM (non insulin dependent diabetes mellitus) nicht durchsetzen konnten.

Bei Typ-2-Diabetes ist die richtige Ernäh-rung entscheidend.

Auf einen Typ-1-Diabetiker entfallen etwa 20 Typ-2-Diabetiker. Sehr häufig können diese übergewichtigen Patienten mit der rich-tigen Ernährung allein oder aber in einer Kombination mit Tablet-ten behandelt werden. Bei zunehmender Krankheitsdauer müssen allerdings auch Typ-2-Diabetiker mit einem Fortschreiten des Insu-linmangels rechnen, so dass dann der veränderte Stoffwechsel ebenfalls mit Insulin zu korrigieren ist.

Der Zusammenhang zwischen Blutzucker und Urinzucker

Zucker im Blut hat jeder Mensch. Viele Körperorgane, allen voran das Zentralnervensystem, aber auch die Blutzellen sowie zum Teil Muskel- und Fettgewebe, Leber und Niere sind auf Zucker, genauer gesagt Traubenzucker (Glukose) als Energiespender angewiesen, der mit dem Blut herangeführt wird.

Blutzucker sinkt normalerweise nicht unter 60 mg% und steigt nicht über 140 mg%.

Der Körper haushaltet für gewöhnlich sehr sorgsam mit dem Treibstoff Glukose. Nur etwa 1 Gramm Traubenzucker pro Liter Blut zirkuliert unter normalen Umständen in der Blutbahn. Der Blutzucker sinkt beim Stoffwechselgesunden im Nüchternzustand nicht unter 60 mg (Milligramm) pro 100 ml (Milliliter) Blut – kurz 60 mg%, liegt vor dem Essen zwischen 80 und 100 mg% und steigt nach dem Essen nicht über 140 mg%. (Die Tabelle auf Seite 25 zeigt Ihnen die Umrechnung von mg% in mmol/l.). Diese feine Regu-lierung wird hauptsächlich durch das Insulin gewährleistet, das von der Bauchspeicheldrüse je nach Bedarf, also nach der Höhe des Blutzuckers, ausgeschüttet wird.

■ Zucker im Urin, wenn die Nierenschwelle überschritten ist

Beim Diabetiker ist dieses thermostatähnliche Wechselspiel gestört, das Insulin fehlt entweder ganz (Typ-1-Diabetes) oder teilweise (Typ-2-Diabetes). Letzteres kann auch darauf beruhen, dass der Organismus des Patienten nicht ausreichend auf das an sich in genügenden Mengen vorhandene Insulin anspricht. Der Blutzucker beginnt anzusteigen, besonders wenn die Zucker bildenden Stoffe, die sog. Kohlenhydrate, aus der Nahrung über den Darm ins Blut gelangen.

Wird die so genannte Nierenschwelle überschritten, erscheint Zucker im Urin (s. Abbildung). Sie liegt beim Erwachsenen bei einer Blutzuckerhöhe von 160–180 mg%, in der Schwangerschaft und bei Kindern auch niedriger. Es gibt durchaus Diabetiker, die trotz eindeutig erhöhter Blutzuckerwerte (noch) keinen Zucker im Urin ausscheiden. Solche Patienten mit erhöhter Nierenschwelle sollten für die Selbstkontrolle unbedingt den Blutzucker messen.

Ob jemand mit Zucker im Urin auch Diabetes hat, kann erst die Untersuchung der Blutzuckerwerte entscheiden.

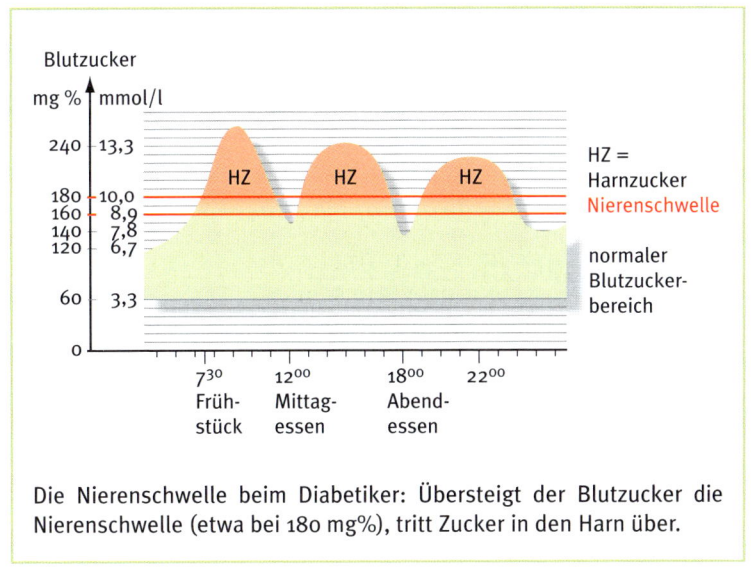

Die Nierenschwelle beim Diabetiker: Übersteigt der Blutzucker die Nierenschwelle (etwa bei 180 mg%), tritt Zucker in den Harn über.

Überzuckerung und Unterzuckerung

Wenn die Höhe des Blutzuckers die Nierenschwelle überschreitet, wird viel Harnzucker ausgeschieden. Dadurch verliert der Körper beträchtliche Mengen an Flüssigkeit, Zucker und wichtige Mineralsalzen. Dieses Defizit an Flüssigkeit, Energie und Salzen macht müde; die Körperreserven werden angegriffen und es kommt zur Gewichtsabnahme.

Bei Überzuckerung trocknet der Körper allmählich aus.

Diese Überzuckerung (Hyperglykämie) kann infolge Austrocknung und Übersäuerung des Blutes und der Gewebe bis zum diabetischen Koma mit Bewusstlosigkeit fortschreiten. Man kann diesen Zustand mit einem absoluten Insulinmangel gleichsetzen. Die Hemmung auf den Fettabbau fällt weg, der Körper wird mit Fettsäuren überschwemmt, die in dieser Situation größtenteils nur unvollständig zu sauren Vorstufen des Acetons verbrannt werden können. So ist zu erklären, warum der Organismus übersäuert wird und weshalb sich ein drohendes Koma durch eine ausgeprägte Acetonausscheidung im Harn und in der Atemluft ankündigt. Dieser Zustand wird auch als Ketoazidose bezeichnet (s. auch »Richtig handeln bei akuten Notfällen«, S. 108).

Unterzuckerte werden oft mit Betrunkenen verwechselt!

Wenn dagegen der Blutzucker unter 50 mg% absinkt, spricht man von einer Hypoglykämie (umgangspachlich auch »Hypo« genannt). Beschwerden treten in der Regel erst bei Werten unterhalb 40 mg% auf (s. auch »Richtig handeln bei akuten Notfällen«, S. 108).

Diabetes und die Folgekrankheiten

Im Laufe der Jahre hat Diabetes vor allem Schäden der Blutgefäße, der Nerven und der Nieren zur Folge. Durch eine gute Führung des Stoffwechsels kann man jedoch viel dagegen tun. Die Kapitel »Vom Nutzen einer guten Einstellung« (S. 100) und »Folgeschäden vermeiden und rechtzeitig behandeln « (S. 116) liefern dazu weitere Einzelheiten.

Welche Behandlung kommt in Frage?

Das Ziel jeder Diabetesbehandlung ist die Erhaltung der Lebensqualität und die Normalisierung der diabetischen Stoffwechsellage. Bei Typ-2-Diabetikern mit relativem Insulinmangel stehen zunächst Gewichtsreduktion mit Ernährungsumstellung und Bewegung sowie eine Therapie mit Tabletten im Vordergrund. Sollte der erwünschte Erfolg ausbleiben, kann die Gabe von Insulin erforderlich werden.

Erstmal abnehmen!

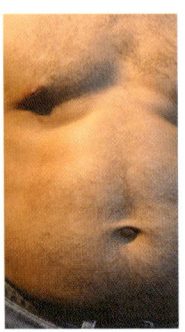

Je dicker und fetthaltiger das Gewebe, desto schwerer tut sich das vorhandene Insulin, richtig zu wirken.

Eine Gewichtsabnahme ist bei den übergewichtigen Typ-2-Diabetikern die wichtigste Maßnahme zur Senkung des Blutzuckers überhaupt. Durch die Verringerung des Fettgewebes wird der Körper wieder wesentlich empfindlicher gegenüber dem noch vorhandenen Insulin, so dass dann praktisch normale Blutzuckerwerte erreicht werden können. Auf diese Weise lässt sich Diabetes mehr oder weniger zum »Verschwinden« bringen. Blutzucker senkende Tabletten können das nicht! Allerdings kann sich bei einer erneuten Gewichtszunahme der Diabetes – genauso regelhaft – wieder verschlimmern.

Die entscheidende Voraussetzung, um erfolgreich abzunehmen, ist Ihr unbedingter Wille und Ihre Bereitschaft, Ihre Lebensweise zu ändern.

◼ Nahrung dient der Energiegewinnung

Der Körper holt sich aus der täglich zugeführten Nahrung das, was er zum Aufbau und Betrieb oder, besser gesagt, zur Energiegewinnung braucht. Folgende drei Grundnährstoffe sind dazu nötig:

Kohlenhydrate

Kohlenhydrate sind Energiespender Nr. 1, ihr Anteil an der Nahrung sollte 50 bis 55 % betragen – aber wichtig ist die richtige Auswahl!

Vor allem einfache Zucker werden schnell aufgenommen und sind daher für Diabetiker ungünstig.

Sie erhöhen direkt den Blutzucker und stammen meistens aus pflanzlichen Stoffen, die Zucker enthalten oder sich in Zucker umwandeln lassen (Stärke): Kartoffeln, Mehl, Brot, Obst und Gemüse.

Einfache oder reine Kohlenhydrate sind Traubenzucker und Fruchtzucker, die im Darm nicht erst chemisch zerlegt werden müssen. Zusammengesetzte Zucker sind Rohrzucker, Malzzucker und Milchzucker. Praktisch gleichwertig sind Zuckeralkohole. Dazu gehören Sorbit und Xylit, die als Zuckerersatz für Diabeti-

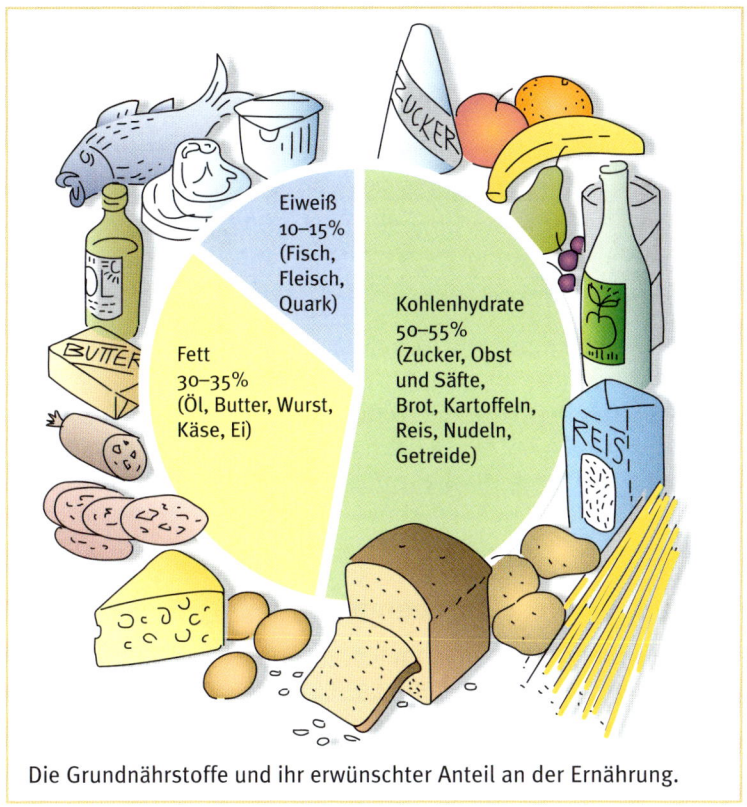

Die Grundnährstoffe und ihr erwünschter Anteil an der Ernährung.

ker angeboten werden. Es besteht jedoch keine Notwendigkeit, diese speziellen Süßungsmittel zu verwenden.

Ballaststoffe gehören zu den Kohlenhydraten: Pflanzenbestandteile wie Zellulose und Quellstoffe wie Pektine zählen dazu. Sie können nicht (wie z. B. Stärke) im Darm aufgespalten, verdaut und vom Körper verwertet werden. Wir beziehen sie hauptsächlich aus Vollkorn-Getreideprodukten, Gemüse, Salat und Obst.

Stärke und Ballaststoffe erhöhen den Blutzucker nur langsam und sind daher günstiger. Sie sollten also den Großteil Ihrer Kohlenhydrate aus diesen Nahrungsmitteln wählen.

»Langsame« Kohlenhydrate sind günstiger.

Fett

Fett im Übermaß
macht Fett!

> **Da Fett bei übermäßiger Zufuhr in Form von Depotfett im Körper gespeichert wird, sollte sein Anteil an der Nahrung nur 30–35 % betragen.**

Fett dient als Reserve- und Speicherstoff, enthält die lebensnotwendigen, fettlöslichen Vitamine und ist Geschmacksträger, der aber auch doppelt so viel Energie (Kalorien) liefert als die anderen Nährstoffe und deshalb die Gewichtszunahme fördert!

Zwar erhöht Fett den Blutzucker nicht direkt, aber es begünstigt Erkrankungen der Blutgefäße, und deshalb sollten Diabetiker cholesterinarme pflanzliche Fette vorziehen, die den Stoffwechsel normalisieren helfen. Ein guter Tip in diesem Zusammenhang ist, mehr Kaltwasserfische zu essen (Lachs, Forelle, Makrele, Hering, Heilbutt). Fischöle erhöhen kaum die Blutfette.

Eiweiß

Wir essen alle zuviel
Eiweiß!

> **Bei Eiweiß reichen 10–15 % der Gesamtenergiemenge aus.**

Eiweiß setzt sich aus Aminosäuren zusammen, baut die Zellen und die Muskulatur auf, ist also lebensnotwendig – daher muss auch eine Kost zum Abnehmen immer genug Eiweiß bieten.

▪ Wieviel Energie brauchen Sie?

Bei einer Reduktions-
kost genügen bereits
1000–1200 Kalorien,
ein Radrennfahrer
benötigt das Zehn-
fache.

Die Energie, die wir aus diesen Nährstoffen gewinnen, berechnen wir als Kilokalorien (kcal):

> **1 g Kohlenhydrate entspricht ca. 4 kcal**
> **1 g Fett** entspricht ca. 9 kcal
> **1 g Eiweiß** entspricht ca. 4 kcal
> **1 g Alkohol** entspricht ca. 7 kcal

Der Energiebedarf jedes Einzelnen wird durch sein Alter, Geschlecht, Körpergröße, Körpergewicht, Arbeitsleistung und/oder sportliche Aktivität bestimmt. Er setzt sich aus Grundumsatz und Leistungsumsatz zusammen.

34

Der Energiebedarf eines Erwachsenen bei leichter Arbeit (z. B. vorwiegend am Schreibtisch) errechnet sich so:

Normalgewicht 70 Kilogramm x Faktor 30 ergibt ca. 2100 kcal

Energiebedarf bei schwerer körperlicher Arbeit oder Leistungssport:

Normalgewicht 70 Kilogramm x Faktor 40 ergibt ca. 2800 kcal

Bei Schwerstarbeit oder Hochleistungssport wird mit Faktor x 50 gerechnet.

Liegt Ihr Gewicht im Normalbereich?

Berechnen lässt sich das normale, anzustrebende Gewicht eines Menschen mit dem Body-Mass-Index (BMI):

$$BMI = \frac{\text{Körpergewicht in Kilogramm}}{\text{Körpergröße in m}^2} \quad \text{z. B.} \quad \frac{76 \text{ kg}}{1{,}75 \times 1{,}75} = 24{,}8$$

Ein akzeptabler BMI bei Frauen liegt zwischen 19 und 24, bei Männern zwischen 20 und 25. Sollten Sie mehr als 20 % über dem normalen Gewicht auf die Waage bringen, sind vom oben errechneten normalen Energiebedarf täglich mindestens 500 kcal abzuziehen.

Was müssen Sie tun, um abzunehmen?

1. Die Kalorienzufuhr vermindern und
2. den Energieverbrauch steigern.

Um 1 Kilogramm Fettgewebe abzubauen, sind ca. 7000 kcal einzusparen.

Der Kalorienbedarf unterscheidet sich bei Männern und Frauen und hängt außerdem natürlich auch noch von der körperlichen Belastung ab. Die folgenden Tabellen verraten Ihnen genau, wie viele Kalorien Sie täglich zu sich nehmen dürfen.

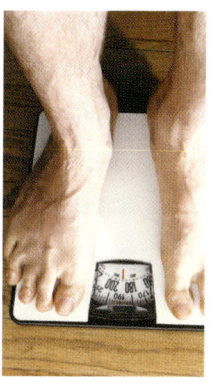

Wer abnehmen will, sollte vor allem Fett und Alkohol reduzieren, Reserven aufbrauchen und sich zusätzlich mehr bewegen!

Die Tabellen sind für Frauen und Männer zwischen 36 und 55 Jahren und nach Körpergröße und Gewicht gestaffelt. Außerdem ist auch die körperliche Belastung, der man ausgesetzt ist, in den Tabellen berücksichtigt, denn bei geringerer Belastung braucht man natürlich auch entsprechend weniger Kalorien.

Untergewichtige Personen können 100–300 kcal mehr zu sich nehmen als Menschen, die das Idealgewicht haben. Personen von 19 bis 35 Jahren benötigen etwa 100 kcal mehr, Menschen über 55 Jahre hingegen etwa 200 kcal weniger.

Frauen	Größe		Bedarf bei Idealgewicht	Bedarf zum Abnehmen von	
				2,5 kg	5,0 kg
	in cm	kg	kcal	im Monat	im Monat
Kalorienbedarf bei leichter körperlicher Belastung	150	43	2000	1500	1000
	155	47	2000	1500	1000
	160	51	2100	1600	1100
	165	55	2100	1600	1100
	170	60	2200	1700	1200
	175	64	2200	1700	1200
	180	68	2300	1800	1300
	185	72	2300	1800	1300
Kalorienbedarf bei erhöhter körperlicher Belastung (z. B. Patienten, die regelmäßig Sport treiben)	150	43	2500	2000	1500
	155	47	2500	2000	1500
	160	51	2600	2100	1600
	165	55	2600	2100	1600
	170	60	2700	2200	1700
	175	64	2700	2200	1700
	180	68	2800	2300	1800
	185	72	2800	2300	1800

Tipps zum Abnehmen

▶ Wer mit Fett und Alkohol sparsam umgeht und sich regelmäßig mehr bewegt, wird leichter abnehmen.

▶ Essen Sie reichlich Kohlenhydrate: Vollkornprodukte, Kartoffeln, Salat, Gemüse und Obst. Kohlenhydrate ohne Fett machen nicht dick.

▶ Auf Zucker pur und gezuckerte Getränke sollten Sie verzichten, dagegen sind Süßstoffe jeder Art und damit gesüßte Light-Getränke zu empfehlen.

▶ Würzen Sie mit viel frischen Kräutern und Gewürzen.

Das Schlagwort zum Abnehmen heißt nicht FDH, sondern: Iss das Richtige!

Männer	Größe	Bedarf bei Idealgewicht		Bedarf zum Abnehmen von	
				2,5 kg	5,0 kg
	in cm	kg	kcal	im Monat	im Monat
Kalorienbedarf bei leichter körperlicher Belastung	155	50	2100	1600	1100
	160	54	2200	1700	1200
	165	59	2300	1800	1300
	170	63	2400	1900	1400
	175	68	2400	1900	1400
	180	72	2500	2000	1500
	185	77	2600	2100	1600
	190	81	2700	2200	1700
Kalorienbedarf bei erhöhter körperlicher Belastung (z. B. Patienten, die regelmäßig Sport treiben)	150	50	2700	2200	1700
	155	54	2800	2300	1800
	160	59	2900	2400	1900
	165	63	3000	2500	2000
	170	68	3000	2500	2000
	175	72	3100	2600	2100
	180	77	3200	2700	2200
	185	81	3300	2800	2300

▦ Beispiel für eine Kost mit 1200 Kalorien

1. Frühstück: (ca. 250 kcal enthalten ca. 2 Kohlenhydrat-Portionen = BE, s. S. 39 und 43)
▶ Tee oder Kaffee mit Süßstoff
▶ 1 große Scheibe Vollkornbrot oder -brötchen (60 g)
▶ 10 g Butter oder Margarine
▶ dazu 2 Tl. kalorienreduzierte Marmelade (oder Gemüse)

2. Frühstück: (ca. 50–100 kcal enthält ca. 1 Kohlenhydrat-Portion)
▶ 1 Stück Obst nach Jahreszeit oder 1 Milchprodukt

Mittagessen: (ca. 400 kcal enthalten 3 Kohlendydrat-Portionen)
▶ als Getränk Wasser oder ein Light-Getränk mit Zitronensaft.
▶ 1 große Portion Gemüse und/oder Salat je nach Jahreszeit mit 1 Tl. Öl, Gemüsebrühe und frischen Kräutern und Gewürzen zubereitet (ohne Mehl)
▶ 3 mittelgroße Kartoffeln (ca. 240 g) oder 3 Essl. gekochten Naturreis (ca. 150 g) oder 1 kleine Port. gekochte Nudeln (ca. 180 g) oder 1 großer Kartoffel- oder 1 Semmelknödel und entweder 1 kleine Scheibe Fisch oder Fleisch (ca. 100 g), in 1 Tl. Öl gebraten; alternativ vegetarisch essen

Kaffeezeit: (ca. 50–100 kcal enthalten ca. 1 Kohlehydrat-Portion)
▶ nach Belieben Kaffee/Tee und 2 Vollkornkekse
▶ oder 1 Stück Obst oder 1 Milchprodukt

Abendessen: (ca. 400 kcal enthalten ca. 3 Kohlehydrat-Portionen). Mittag- und Abendessen können gegeneinander ausgetauscht werden
▶ Tee/Mineralwasser/Light-Getränk
▶ 1 große Schüssel gemischten Salat mit 1 Essl. Öl + Marinade
▶ 1 große Scheibe Vollkornbrot oder 1 Kornspitz
▶ 1 Scheibe Schinken (mager)
▶ 1 Scheibe Käse oder 2 Essl. Kräuterquarkzubereitung

Guten Appetit und durchhalten!

Später noch 1 Stück Obst oder 2 Kräcker zum Knabbern

Die Ernährung bei Diabetes

Die richtige Ernährung ist die Grundlage jeder erfolgreichen Diabetestherapie. Nur auf dieser Basis kommen die heute sehr guten Möglichkeiten der Diabetesbehandlung voll zum Tragen. Ein gutes Ernährungswissen und die Abstimmung der Ernährung auf die jeweilige Therapie, plus vermehrte Bewegung, sind das A und O des Erfolges.

Gesunde Ernährung ist die wichtigste und älteste Behandlungsart bei Diabetes

Bei eine ausführlichen Ernährungsberatung im Rahmen einer Diabetikerschulung erfahren Sie
▶ wie viel Energie die Nahrungsmittel Ihrem Körper liefern,
▶ wie Sie diese Energie zu berechnen lernen und
▶ wie sich die Nahrungsmittel auf Ihren Blutzucker und Ihr Körpergewicht auswirken.

▦ Kohlenhydrate austauschen

Kohlenhydrate können gegeneinander ausgetauscht werden (s. auch S. 43). Um Sicherheit im Abschätzen der Mengen zu bekommen, ist es sinnvoll, alle Nahrungsmittel erst einmal mit einer Küchenwaage abzuwiegen oder einem Messbecher abzumessen. Das Portionieren und Abschätzen der Kohlenhydrate wird dann unter Zuhilfenahme der üblichen Küchenmaße wesentlich erleichtert.

Die Küchenwaage ist zu Beginn ein wichtiges Utensil für den Diabetiker

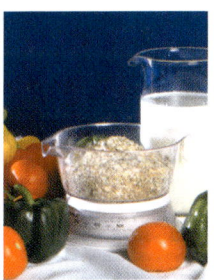

In unserer Kohlenhydrat-Austauschtabelle auf Seite 44 sind deshalb das Küchenmaß, 1 BE (auch Portion) in g sowie Kalorien angegeben.

> **Eine BE oder Portion entspricht ca. 10–12 g Kohlenhydraten, in z. B.**
> ▶ **einer dünnen Scheibe Schwarzbrot von   30 g**
> ▶ **einer mittelgroßen Kartoffel   von   80 g**
> ▶ **einem mittelgroßen Apfel   von 100 g**

■ Wie wirken Kohlenhydrate auf den Blutzucker?

Zucker auf das
Minimum von 10 %
der Gesamtkalorien
reduzieren!

Kohlenhydrate werden bei der Verdauung zu Traubenzuckerbausteinen abgebaut. Mit Hilfe des Insulins gelangen diese Traubenzuckerbausteine in die Zelle und werden dort in Energie umgewandelt. Beim relativen Insulinmangel (also bei Typ-2-Diabetes) müssen Sie wissen, wie sich die verschiedene Arten von Kohlenhydraten auf den Blutzucker auswirken.

▶ **Traubenzucker** erhöht sofort den Blutzucker, da er ohne Verdauungsarbeit ins Blut übergeht. Nur bei Unterzuckerung zu empfehlen, dort sogar notwendig und lebensrettend.

▶ **Haushaltszucker, Honig** und alle damit **gesüßten Getränke** erhöhen den Blutzucker rasch und sind in dieser Form nicht zu empfehlen. Wird Zucker oder Honig verpackt in Fett, Eiweiß oder gar Ballaststoffen, wie z. B. Schokolade, Sahneeis oder mit Vollkornprodukten gegessen, dann gehen diese mit normalem Zucker gesüßten Lebensmittel langsam ins Blut. Deswegen kön-

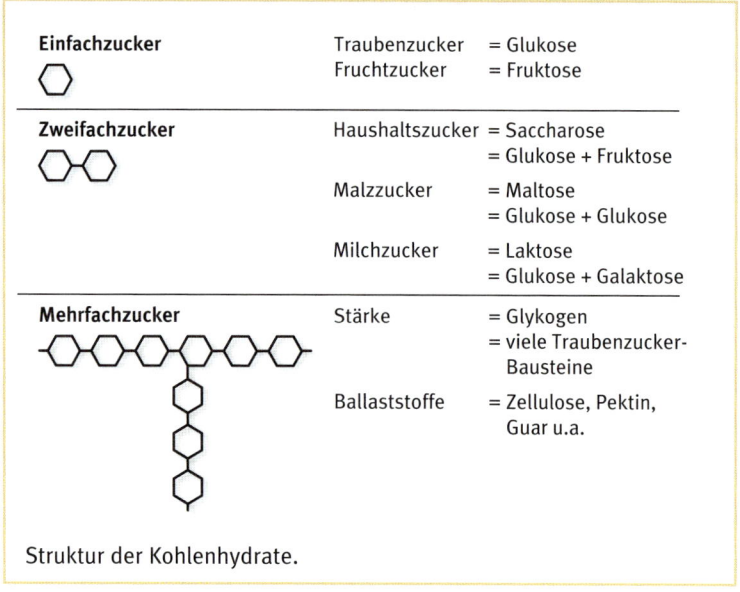

Einfachzucker	Traubenzucker	= Glukose
	Fruchtzucker	= Fruktose
Zweifachzucker	Haushaltszucker	= Saccharose
		= Glukose + Fruktose
	Malzzucker	= Maltose
		= Glukose + Glukose
	Milchzucker	= Laktose
		= Glukose + Galaktose
Mehrfachzucker	Stärke	= Glykogen
		= viele Traubenzucker-Bausteine
	Ballaststoffe	= Zellulose, Pektin, Guar u.a.

Struktur der Kohlenhydrate.

nen diese Leckereien in kleinen Mengen statt anderer Zwischen-mahlzeiten gegessen werden. Diabetikerprodukte dieser Art bringen keinen Vorteil, da sie in der Regel genausoviele kcal wie normale Produkte enthalten.

▶ **Obst** enthält mehrere Zuckerarten, die anzurechnen sind. Besonders süße Sorten, die auch Traubenzucker enthalten, wie z.B. Bananen, Weintrauben, Kirschen, Zwetschgen oder Trocken-obst, sind eher bei Sport zu empfehlen, da diese den Blutzucker rasch erhöhen. Da Obst wichtige, wasserlösliche Vitamine und Ballaststoffe enthält, sollten täglich mindestens 2–3 Obstpor-tionen gegessen werden.

▶ **Fruchtzucker:** vorwiegend im Obst oder als Zuckeraustausch-stoff, geht langsam ins Blut. Zuckeraustauschstoffe und Frucht-zucker können wie bisher in der Diabeteskost zum Kuchenba-cken und Marmeladeeinkochen verwendet werden, in kleinen Mengen ohne BE-Anrechnung. Es besteht jedoch keine Not-wendigkeit, diese speziellen Süßungsmittel zu verwenden.

▶ **Malzzucker** in flüssiger Form im Bier erhöht rasch den Blut-zucker. Da Bier aber auch den »Gegenspieler Alkohol« enthält, gleicht sich diese Wirkung bei einer Flasche Bier pro Tag wie-der aus. Deshalb ist süßes, alkoholfreies Bier nicht zu empfeh-len!

Bei alkoholhaltigen Getränken ist wegen der blutzucker-senkenden Wirkung keine BE-Berechnung erforderlich.

▶ **Milchzucker** in Milchprodukten bedeutet, dass der Zucker in Fett und Eiweiß eingepackt ist. Deswegen kommt es zu keiner raschen Blutzuckererhöhung. Erst ab ¼ l Milchprodukt ist 1 BE zu berechnen. Bei Quark und Käse ist keine BE-Berechnung vor-zunehmen, da die Molke (die den Milchzucker enthält) bei der Herstellung zum Großteil entfernt wird.

▶ **Stärke und Ballaststoffe** erhöhen nur langsam den Blutzucker und sind daher günstig. Sie müssen durch die Verdauung erst in einzelne Traubenzuckerbausteine gespalten werden, um dann ins Blut zu gelangen. Wenn diese stärkehaltigen Nah-rungsmittel auch noch reichlich Ballaststoffe enthalten, wie z. B. in allen Vollkornprodukten, Kartoffeln, ungeschältem Reis,

Frischkorn-Müsli, wirken sie eher glättend auf den Blutzucker-spiegel.

▶ **Salate, Rohkost** und **Gemüse** erhöhen den Blutzucker mit wenigen Ausnahmen nicht. Das heißt also: Essen Sie möglichst viel Salat und Gemüse. Sie werden dadurch schneller satt, führen sich Vitamine und Mineralstoffe zu und regeln durch die Ballaststoffe auch die Verdauung.

Hülsenfrüchte ohne Speck sind ein gutes vegetarisches Essen.

▶ **Hülsenfrüchte** enthalten Stärke, lassen aber durch den hohen Ballaststoffanteil den Blutzucker kaum ansteigen. Hülsenfrüchte in normalen Portionsgrößen brauchen nicht in die BE-Berechnung mit einbezogen zu werden. Bei größeren Mengen bitte austesten.

▒ Ballaststoffe – günstig für den Blutzucker

Durch ihre Quellwirkung und Unverdaulichkeit haben Ballaststoffe eine günstige Wirkung auf den Blutzuckerverlauf, da sie zu einem langsamen Anstieg des Blutzuckers führen. Außerdem sind Ballaststoffe verdauungsfördernd, sie sättigen, füllen, haben fast keine Energie und senken auch die Blutfettwerte.

Diabetiker sollten daher reichlich ballaststoffreiche Nahrungsmittel in ihren Kostplan aufnehmen. Dazu gehören vor allem Getreidevollkornprodukte, Salate, Rohkost, Gemüse, Hülsenfrüchte und Beerenobst, Nüsse und Leinsamen, also alles, was man heute zur »Vollwertkost« rechnet. Damit die Quellfähigkeit voll ausgenutzt werden kann, muss reichlich Flüssigkeit zugeführt werden.

Mit Hilfe der Schätzeinheit BE können Nahrungsmittel gegeneinander ausgetauscht werden. Zum Beispiel entsprechen einer Portion: 30 g Schwarzbrot, 80 g Kartoffeln, 15 g Reis (trocken), 1/4 l Milch oder 200 g Erdbeeren. Welche Kohlenhydrate und Fette sie gegeneinander austauschen können, steht in den Tabellen auf Seite 44 und S. 48.

Es gibt schnell resorbierbare BEs wie Traubenzucker, Fruchtsaft, Obst (besonders Bananen) sowie isotonische Sportdrinks und langsam resorbierbare BEs wie Müsli- und Schokoriegel und belegtes Brot – dies ist z.B. bei sportlichen Aktivitäten wichtig.

Essen Sie z.B.:	BE	Ballaststoffe in g
1 Brötchen	2	1,4
90 g Vollkornbrot	3	7,2
100 g Apfel	1	2,0
160 g Beeren	1	5,0
200 g Kartoffeln	3	6,0
200 g Gemüse (Porree, Brokkoli, Bohnen)	–	6,0
100 g Rettich	–	3,0
	10	30,6

Ärzte empfehlen eine Ballaststoffmenge von 30–40 g pro Tag.

◼ Ein Rechenbeispiel

Der Arzt schlägt Ihnen eine Kost mit 14 BE vor. Die können Sie jetzt etwa so über Ihre Mahlzeiten verteilen:

▶ 1. Frühstück: 2 BE
▶ 2. Frühstück: 2 BE
▶ Mittagessen: 3 BE
▶ Kaffeetrinken: 2 BE
▶ Abendessen: 3 BE
▶ Spätmahlzeit: 2 BE

Je nach Therapie sollten Diabetiker 5- bis 6-mal am Tag essen – das schont die Bauchspeicheldrüse.

Man tauscht am besten, wenn man etwas auswechseln will, innerhalb bestimmter Lebensmittelgruppen, wo deren Werte gleich sind, also Backwaren gegen Backwaren und Obst gegen Obst.

Tauschen Sie am besten innerhalb bestimmter Lebensmittelgruppen, z.B. Obst gegen Obst.

43

Kohlenhydrat-Austauschtabelle

1 BE-Schätzwert entspricht 10–12 g Kohlenhydrate (1 Portion Kohlenhydrate)

Nährmittel, Getreide	Küchenmaß	1 BE	Kalorien
Buchweizen	1 gehäufter EL	20 g	60
Cornflakes	3 EL	15 g	60
Graupen, Grieß	1 gehäufter EL	20 g	60
Schrot oder Korn	2 EL	20 g	60
Haferflocken oder Müsli ohne Zucker	2 gehäufte EL	20 g	60
Hirse	1 gehäufter EL	15 g	60
Kartoffelpüree, Knödelmehl	1 gehäufter EL	15 g	50
Paniermehl	1 gehäufter EL	15 g	60
Puddingpulver	1 gehäufter EL	15 g	50
Reis, roh	1 gehäufter EL	15 g	60
Reis, gekocht	2 gehäufte EL	ca. 45 g	60
Sago, Stärkemehl (Mais-, Reis-, Kartoffelstärke)	1 gehäufter EL	15 g	50
Teigwaren, roh	bitte wiegen	20 g	70
Teigwaren, gekocht	bitte wiegen	ca. 60 g	70
Vollkornmehl (Weizen, Roggen)	2 EL	20 g	60
Weizenmehl, Type 405 (Auszugsmehl)	1 gehäufter EL	15 g	60

Brot

Brötchen, Laugenbrezel	1/2 Stück	25 g	60
Toast (Weizen, Roggen)	1 Scheibe	25 g	60
helles Mischbrot	1/2 Scheibe	25 g	60
dunkles Mischbrot	1/2 Scheibe	30 g	60
Vollkornbrot (Weizen, Roggen, Leinsamen)	1 kleine Scheibe	30 g	60
Vollkornbrötchen	1/2 Stück	30 g	60
Knäckebrot, Zwieback	2 Stück	20 g	70

Milch und Milchprodukte

Trink-, Dickmilch, Joghurt, Kefir (3,5 % Fett)	1 Becher	1/4 l	170
Milch, Sauermilch, Joghurt, Kefir (1,5 % Fett)	1 Becher	1/4 l	120
Buttermilch, Molke, Magerjoghurt (0,3 % Fett)	1 Becher	1/4 l	90

Kartoffeln, Hülsenfrüchte, Gemüse	Küchenmaß	1 BE	Kalorien
Kartoffeln	1 mittelgroße	80 g	50
Kartoffelknödel, gekocht	1/2 Knödel	50 g	60
Kartoffelbrei	ca. 2 große EL	100 g	80
Pommes frites	ca. 1/2 Tasse	35 g	110
Kartoffelkroketten gebraten	2 Stück	40 g	70
Kartoffelchips	15 Stück	25 g	135
Maiskörner, Zuckermais aus der Dose	4 EL	80 g	70
Maiskolben	1 mittelgroßer	170 g	70
Rote Bete (Glas)	1 Schälchen	140 g	70
Alle Hülsenfrüchte wie Erbsen, dicke Bohnen, Linsen gekocht enthalten Stärke und etwas Zucker, aber so viel Ballaststoffe, dass eine Portion nicht als BE berechnet werden muss. Größere Mengen austesten!	ca. 3 EL	80–100 g	70

Gemüse und Salatpflanzen, deren geringer Kohlenhydratgehalt nicht berücksichtigt werden muss, sind: Auberginen, grüne Bohnen, Brokkoli, Blumenkohl, Champignons, Chicorée, China-kohl, Eisberg-, Endivien-, Feldsalat, Fenchel, Grünkohl, Gurken, Karotten, Kohlrabi, Kopfsalat, Kürbis, Lauch, Paprikaschoten, Pilze, Radicchio, Radieschen, Rettich, Rosenkohl, Rotkohl, Rhabarber, Sauerkraut, Schwarzwurzeln, Sellerie, Spargel, Spinat, Tomaten, Weißkohl, Wirsing, Zucchini, Zwiebel. Eine Portion dieser Gemüse von 200 g enthält ca. 40 kcal.

Obst (frisch oder als Kompott ohne Saft)	Küchenmaß	1 BE	Kalorien
Ananas frisch	1 dicke Scheibe	90 g	50
Apfel	1 mittelgroßer	100 g	50
Aprikose mit Stein	2 Stück	130 g	50
Apfelsine mit Schale	1 mittelgroße	180 g	50
Banane mit Schale	1/2 Stück	90 g	50
Birne	1 mittelgroße	120 g	60
Brombeeren	1 Schale	170 g	50
Erdbeeren	1 Schale	200 g	50
Grapefruit mit Schale	1/2 Stück	200 g	50
Heidelbeeren	1 Schale	170 g	50
Himbeeren	1 Schale	200 g	50
Holunderbeeren	1 Schale	170 g	50
Honigmelone mit Schale	1/12 Stück	130 g	60

Obst (frisch oder als Kompott ohne Saft)	Küchenmaß	1 BE	Kalorien
Johannisbeeren, rot	1 Schale	200 g	50
Johannisbeeren, schwarz	1 Schale	180 g	50
Kakifrucht	1/2 mittelgroße	90 g	60
Kirschen, sauer, mit Stein	1 Handvoll	110 g	50
Kirschen, süß, mit Stein	1 Handvoll	100 g	60
Kiwifrucht	1 mittelgroße	120 g	50
Litschies mit Stein	5 Stück	100 g	60
Mandarine mit Schale	2 Stück	160 g	50
Mirabellen mit Stein	5 Stück	90 g	60
Nektarine mit Stein	1 Stück	110 g	60
Papaya	ohne BE-Berechnung		
Pfirsich mit Stein	1 Stück	140 g	60
Pflaumen mit Stein	3 Stück	120 g	50
Quitten mit Stein	1 mittelgroße	180 g	60
Renekloden mit Stein	3 mittelgroße	180 g	60
Stachelbeeren	1 Schale	150 g	50
Trockenobst	bitte wiegen ca.	20 g	50
Wassermelone mit Schale	1/8 Stück	250 g	60
Weintrauben	10 mittelgroße	80 g	60

Obst- und Gemüsesäfte (ohne Zuckerzusatz)

	Küchenmaß	1 BE	Kalorien
Apfelsaft	1 kleines Glas	1/8 l	60
Grapefruitsaft	1 kleines Glas	1/8 l	50
Karottensaft	1 Glas	1/4 l	50
Orangensaft	1 kleines Glas	1/8 l	60

Nüsse und Hartschalenobst (ohne Schale)

	Küchenmaß	1 BE	Kalorien
Kastanien	5 Stück	30 g	60

Erdnüsse, Haselnüsse, Kokosnüsse, Mandeln, Paranüsse, Walnüsse, Cashewnüsse enthalten nur geringe Kohlenhydratmengen, die unberücksichtigt bleiben können; sie enthalten jedoch reichlich Fett!

■ Nahrungsfett

Fett liefert doppelt so viel Energie (Kalorien) wie Eiweiß und Kohlenhydrate und wird im Depotfett gespeichert. Fett im Übermaß genossen führt somit zu Übergewicht.

Fett erhöht zwar den Blutzucker nicht direkt, begünstigt aber Erkrankungen an den Blutgefäßen ...

Wir unterscheiden:

▶ **Tierisches Fett** (überwiegend gesättigte Fettsäuren): in Butter, Schmalz, Speck, Sahneprodukten, Wurstwaren, fetten Fleischwaren, allen Vollmilchprodukten, Käse (über 45 % i. Tr.), Eigelb. Diese Produkte sollten im gesunden, kalorienbewussten Essen nicht im Vordergrund stehen.

▶ **Pflanzliche Fette** mit einfach und mehrfach ungesättigten Fettsäuren bieten dagegen unseren Gefäßen Schutz vor Arteriosklerose und sind daher günstiger als tierisches Fett.
Einfach ungesättigte Fettsäuren sind in Oliven-, Raps- und Soja- oder Erdnussöl, mehrfach ungesättigte Fettsäuren in Sonnenblumen-, Maiskeim-, Kürbiskern-, Distel-, und Leinöl enthalten. Gute Reformmargarine kann zum Streichen verwendet werden. Pflanzenfette verstecken sich auch in Nüssen und Avocados (bis zu 60 %), die lebensnotwendige Vitamine enthalten. Dagegen sind die versteckten Fette in manchen Schokoladenprodukten, in Fast Food wie z. B. in Chips, in Fett gebackenen Knabbereien und Ähnlichem nicht zu empfehlen.

▶ **Fischfett in Seefischen** (z. B. Heringe, Makrelen, Lachs) ist positiv zu bewerten, denn es enthält Omega-3-Fettsäuren, die Arteriosklerose vorbeugen.

... essen Sie daher öfters Seefisch, denn Omega-3-Fettsäuren beugen Arteriosklerose vor.

Für die Berechnung von Fett in Lebensmitteln gibt Ihnen die Tabelle auf Seite 48 eine Hilfe. Es ist wichtig, dass Sie wissen, was sich in Wurst, Fleisch oder Milchprodukten an Fett versteckt.

> ▶ **Essen Sie mehr Fisch statt Fleisch und Wurst!**
> ▶ **Kochen Sie mit o. g. Öl, wie in der mediterranen Küche**
> ▶ **Butter auf dem Wurst- oder Käsebrot weglassen**
> ▶ **Fettarme Zubereitungsarten, wenig Sahne, Crème fraîche oder Schmand in der Soße helfen, Fett zu sparen**

Fett-Austauschtabelle

Die in Gramm angegebenen Nahrungsmittel enthalten 10 g Fett

Streichfette, Kochfette, Eier		Portion	Kalorien
Butter, Margarine, Mayonnaise		10 g	75
Milchhalbfett, Margarine halbfett (1 EL)		25 g	90
Pflanzenöle, Butterschmalz, Kokosfett(1 EL)		10 g	90
1 Hühnerei (Gew.-Kl. 4)		60 g	90

Milch, Milchprodukte, Käse		Portion	Kalorien
Trink-, Dickmilch, Joghurt, Kefir	3,5 % Fett	280 g	180
fettarme Milch, Joghurt	1,5 % Fett	625 g	345
Saure Sahne, Sahnejoghurt	10 % Fett	100 g	120
Süße Sahne, Schlagsahne	30 % Fett	30 g	90
Crème fraîche	40 % Fett	25 g	90
Camembert	30 % Fett i. Tr.	75 g	170
Camembert	45 % Fett i. Tr.	50 g	150
Edamer, Tilsiter	30 % Fett i. Tr.	60 g	150
Edamer, Tilsiter	40 % Fett i. Tr.	40 g	130
Emmentaler, Gouda	45 % Fett i. Tr.	35 g	130
Chesterkäse, Edelpilzkäse	50 % i. Tr.	30 g	120
Schmelzkäse	45 % i. Tr.	45 g	120
Quark, Hüttenkäse	20 % Fett i. Tr.	200 g	220
Mozzarella, Schafskäse	40 % Fett i. Tr.	65 g	150

Bei Magermilch, Buttermilch, Speisequark (mager) wird kein Fett berechnet. Kalorien in 100 g: ca. 80 kcal.

Fleisch	Portion	Kalorien
Hackfleisch, gemischt (Rind, Schwein)	50 g	130
Hammelfleisch, Keule (Schlegel)	55 g	130
Kalbfleisch, Bug, Schulter, Kotelett	380 g	420
Kalbfleisch, Keule, Schlegel, Haxe	280 g	310
Kalbsschnitzel	550 g	550

Fleisch	Portion	Kalorien
Kalbsherz	195 g	230
Kalbsleber	245 g	320
Kalbszunge	160 g	210
Lammkotelett, Filet	70 g	140
Rindfleisch, Lende, Roastbeef	220 g	290
Rindfleisch, Brust	70 g	130
Rindfleisch, Bug, Schulter, Rostbraten	130 g	200
Rindfleisch, Filet	250 g	300
Rindfleisch, Keule, Schlegel, Fehlrippe	150 g	230
Rinderleber	325 g	370
Rinderzunge	60 g	130
Schweinefleisch, Bug, Keule, Haxe, Kotelett	100 g	180
Schweinefleisch, Filet, Schnitzel	120 g	160
Schweineleber	175 g	140
Schweineherz	210 g	220
Schweinezunge	55 g	230

Wild und Geflügel

	Portion	Kalorien
Hase (im Durchschnitt)	330 g	400
Hirsch (im Durchschnitt)	300 g	360
Reh, Keule, Schlegel	800 g	780
Rehrücken	310 g	400
Ente (ganzes Tier)	60 g	140
Gans (ganzes Tier)	30 g	110
Brathuhn (ganzes Tier)	180 g	250
Hühnerbrust ohne Fettberechnung	in 100 g	110
Suppenhuhn	50 g	130
Hühnerleber	215 g	300
Truthahn, Puter (ganzes Tier)	70 g	150
Truthahn, Keule	280 g	340
Truthahn, Brust ohne Fettberechnung	in 100 g	110

Wurstwaren und Fleischerzeugnisse	Portion	Kalorien
Speck, durchwachsen	15 g	90
Mettwurst, Plockwurst, Salami	20 g	100
Göttinger, Leber- und Blutwurst, Teewurst, Schweinsbratwurst, Gelbwurst, Mortadella	25 g	100
Presssack, Schinken, roh geräuchert	30 g	110
Leberkäse, Leberpastete, Lyoner	35 g	110
Kalbsbratwurst, Fleischwurst, Weißwurst	40 g	120
Bierschinken, Wiener Würstel	50 g	120
Kasseler Rippchen	60 g	150
Schweineschinken, gekocht/mager	80 g	170
Bündner Fleisch, Rinderschinken	105 g	260
Corned beef, deutsch	175 g	260
Geflügelwurst, fettarm	200 g	220
Lachsschinken, ohne Fettrand	250 g	380
Tatar	300 g	340

Fische

	Portion	Kalorien
Forelle, Renke, Felchen (ganzer Fisch)	350 g	370
Goldbarsch, Heilbutt	300 g	330
Karpfen (ganzer Fisch)	210 g	250
Makrele, Lachs, Hering	70 g	150
Brathering, Bückling, Makrele geräuchert	65 g	150
Hering in Gelee	80 g	140
Matjesfilet, Thunfisch in Öl	45 g	120
Aal, Schillerlocken geräuchert	35 g	200

Bei Seelachs, Schellfisch, Kabeljau, Hecht, Scholle, Zander, Seezunge, Tintenfischen und Schalentieren wird kein Fett berechnet. Kalorien in 100 g: ca. 80 kcal.

Sonstiges

	Portion	Kalorien
Kartoffelchips und -sticks	30 g	150
Pommes frites	70 g	200

▦ Eiweiß: ein lebensnotwendiger Aufbaustoff

Viel Eiweiß in der Nahrung bedeutet immer viel Arbeit für die Niere. Dies lässt bestehende Nierenerkrankungen schneller fortschreiten. Deshalb sind auf jeden Fall, wie für jeden Nichtdiabetiker, auch nur 10–15 % der Gesamtmenge der Energie in Form von Eiweiß zu empfehlen, d. h. 0,8 g bis maximal 1 g Eiweiß pro Kilogramm Sollgewicht.

Eiweiß wird eingeteilt in:

- ▶ **Tierisches Eiweiß:** vorwiegend in allen mageren Fisch- und Fleischsorten, Milchprodukten (vor allem Quark) und Eiklar.
- ▶ **Pflanzliches Eiweiß:** vorwiegend in Getreideprodukten, Kartoffeln, Hülsenfrüchten und Sojaprodukten; wegen der geringen Menge muss es für die Eiweißberechnung nicht berücksichtigt werden.

Eine tägliche Eiweißberechnung ist nicht erforderlich. Genaue Angaben können Sie aus jeder Nährwert-Tabelle entnehmen. Für Langzeit-Diabetiker kann eine Berechnung zur Überprüfung sehr sinnvoll sein.

Eiweiß muss nicht berechnet werden.

> - ▶ **2- bis 3-mal pro Woche Fisch oder Fleisch, kleinere Portionen als bisher**
> - ▶ **Mehr vegetarische Gerichte**
> - ▶ **1/2 – 3/4 l Milch bzw. Milchprodukte pro Tag reichen aus**

Bei Eiweiß gilt folgende Faustregel: Auf 1 g Eiweiß aus Fleisch kommen etwa 0,4 g Fett.

> **100 g mageres Fleisch oder Fisch = ca. 20–25 g Eiweiß**
> **100 g Magerquark, Milchprodukte, Wurst, Käse = 10 g Eiweiß**
> **1/4 l Milch, Buttermilch, Joghurt, Dickmilch, 1 Ei = 7–8 g Eiweiß**

▦ Vitamine, Mineralstoffe, Antioxidanzien

Zu einer gesunden, vollwertigen Ernährung gehören auch die lebensnotwendigen Wirkstoffe der Vitamine, Mineralstoffe und Antioxidanzien (früher Spurenelemente), denn sie sind maßgeblich an sämtlichen Körperfunktionen beteiligt.

In einer abwechslungsreichen Frischkost, sprich vollwertigen Ernährung, sind diese Stoffe ausreichend vorhanden. Wenn Sie tagsüber auswärts essen (Kantine, Fast-Food u.a.), sollten Sie das Zuviel oder Zuwenig der einzelnen Stoffe zu Hause ausgleichen.

Da allen verarbeiteten Lebensmitteln und Fertigprodukten relativ viel Salz zugegeben wird, ist der Salzverbrauch in der Bevölkerung sehr hoch. Da zu viel Salz wiederum Wasser im Körper bindet, ist auf jeden Fall ein normaler Salzverbrauch anzuraten.

Täglich 5 g Salz ist ausreichend

Fragen zur Ernährung speziell für Diabetiker

Sind mehrere kleine Mahlzeiten über den Tag verteilt heute noch erforderlich?

Diese Frage ist nicht generell mit Ja zu beantworten. Ausschlaggebend ist die jeweilige Therapie.

Insulin- und Tablettenwirkung bedürfen einer entsprechenden Anzahl von Mahlzeiten!

Bei entsprechendem Wissen über die Wirkung der verschiedenen Insuline und gezielter Dosisanpassung sind Sie selbst in der Lage, Tagesablauf und Mahlzeiteneinteilung zu bestimmen. Deshalb ist es so wichtig, dass jeder Diabetiker seine optimale, für ihn und seine Bedürfnisse angepasste Therapie bekommt.

▶ **Typ-2-Diabetes ohne Medikamente:** In jedem Fall stehen hier richtige Ernährung und mehr Bewegung im Vordergrund. Mehrere kleine Mahlzeiten über den Tag verteilt lassen weniger Heißhunger entstehen. Diese Art von Ernährung schont die Bauchspeicheldrüse eher als 2–3 große Mahlzeiten.

▶ **Typ-2-Diabetes mit Tabletten:** Bei Sulfonylharnstoffen sind zur Vermeidung von Unterzuckerungen 5–6 kleinere Mahlzeiten angezeigt. Auch bei der zusätzlichen Insulintherapie mit Verzögerungs- oder Depotinsulinen sind 5–6 Mahlzeiten aus demselben Grund wichtig. Mit Gliniden (s. Kapitel »Die Behandlung mit Tabletten«, S. 64) lässt sich eine flexible Ernährung mit 2–4 Mahlzeiten pro Tag durchführen.

- ▸»**Konventionelle**« **Insulintherapie:** Bei einer Ein- oder Zwei-Spritzentherapie, z. B. mit fixen Kombinationen von schnell wirksamem und Verzögerungsinsulin, sind in der Regel auch Haupt- und Zwischenmahlzeiten notwendig.

- ▸ **Behandlung mit schnellen Insulin-Analogen:** Bei den super-schnell wirksamen oder Sprintinsulinen sind in der Regel keine Zwischenmahlzeiten notwendig, d. h. ich brauche nur 2- oder 3-mal am Tag zu essen. Ausnahme: Bei mehr Bewegung oder körperlicher Leistung oder größeren Insulindosen kann auch eine kleine 1-BE-Zwischenmahlzeit notwendig werden.

Süßen mit Zucker und Honig oder wie bisher mit Zucker-austauschstoffen und Süßstoff?

Mit **Zucker** gesüßte Getränke sind nach wie vor nicht zu emp-fehlen – es sei denn vor zusätzlicher Bewegung oder schon im Unterzucker, wo die rasche Blutzuckererhöhung entscheidend ist.

Zum Süßen aller Getränke ist nur Süßstoff zu empfehlen!

Sie brauchen nicht auf normal gesüßte Leckereien verzichten. Ab und zu etwas Süßes, mit Berechnung der BE und entsprechendem Insulin, wird Ihren Blutzucker nicht wesentlich in die Höhe trei-ben. Wer kein Insulin spritzt, sollte diese Süßigkeiten immer nur anstatt anderer Mahlzeiten essen, also nicht noch zusätzlich. Achtung: Süßes und Fettes enthält jede Menge Kalorien! Nährwert-tabellen, wie z. B. »Kalorien mundgerecht« geben über Kohlen-hydrat-, Fettgehalt und Energiemenge Auskunft.

Die regelmäßige Gewichtskontrolle gibt Ihnen Auskunft, ob Ihre kcal-Zufuhr richtig ist.

Zuckeraustauschstoffe wie Sorbit (Diabetikersüße), Xylit, Isomalt und Maltit sind nach wie vor noch im Handel. Sie liefern weniger Kalorien als Zucker, können aber bei größerem Verbrauch zu unangenehmen Blähungen und Magen-Darm-Beschwerden füh-ren. Sie sind heute in der gesunden Ernährung nicht mehr rele-vant, da sie keine wesentlichen Vorteile bieten.

Fruchtzucker enthält Kalorien wie Zucker, besitzt aber größere Süßkraft, deshalb sollte die Menge immer reduziert werden. Er kann teilweise insulinabhängig vom Körper verarbeitet werden, also erhöht er auch den Blutzucker etwas langsamer. Kleinere Mengen können daher ohne BE-Berechnung verwendet werden, deshalb empfehlen wir nach wie vor kalorienreduzierte Fruchtzuckermarmelade. Ob Sie mit Fruchtzucker backen wollen, ist Ihnen überlassen.

Obergrenzen für die tägliche Süßstoffmenge pro kg Körpergewicht (nach WHO):
Saccharin: 2,5 mg
Natriumcyclamat: 0–12,35 mg
Aspartame: 40 mg
Acesulfam-K: 9 mg

Das entspricht bei 70 kg Körpergewicht etwa:
11 Tabl. Saacharin
21 Misch-Süßstofftabletten
155 Tabl. Aspartame
31 Tabl. Acesulfam-K

Süßstoffe sind kalorien- und kohlenhydratfrei, deshalb ist auch keine Blutzuckererhöhung möglich. In normalem Maß ist Süßstoff auch nicht gesundheitsgefährdend! Zur Verwendung kommen meist Süßstoffmischungen, weil diese besseren Geschmack und angenehmere Süßkraft bringen.

Saccharin und Cyclamat als Mischung gibt es in Form von Tabletten oder als Flüssigkeit in der Flasche. Beide Formen sind koch- und backfest und daher sehr gut in der Küche einzusetzen. Laut ADI sollten täglich aber nicht mehr als 21 Tabletten verwendet werden.

Aspartame, Acesulfam-K, Thaumatin und Neohesperidin, zum Teil aus Eiweißbausteinen hergestellt, sind in vielen kalorienarmen Light-Getränken, Süßigkeiten und Fertigprodukten enthalten. Hier darf der tägliche Verbrauch wesentlich höher liegen. Aspartame zerfällt in sauren Lösungen und durch Hitzeeinwirkung und ist daher zum Kochen und Backen weniger geeignet. (Haltbarkeitsdatum beachten!) Auch die im Handel befindlichen doppelsüßen, daher Kalorien einsparenden Streusüßen können verwendet werden.

Sind spezielle Diabetikerprodukte noch notwendig und sinnvoll?

Die mit der Aufschrift »Geeignet zur besonderen Ernährung bei Diabetes mellitus im Rahmen eines Diätplanes« im Handel befindlichen sog. Diätprodukte bringen keinen Vorteil, sondern enthalten meist reichlich Fett und Kalorien.

Light-Produkte, bei denen tatsächlich der Energie- und Fettgehalt reduziert wurde, können Sie verwenden. Oft ist es aber so, dass im Glauben, »es sei ja weniger enthalten«, mehr davon gegessen wird. Zusätzliche Konservierungsstoffe und den gleichen Preis nehmen Sie auf jeden Fall dafür in Kauf. Verwenden Sie lieber normale Lebensmittel in vernünftigem Maß.

Was sagen die Zutatenliste und Nährwertberechnung auf verpackten Lebensmitteln aus?

In der vorgeschriebene Zutatenliste und Nährwertberechnung sind die Zutaten der Reihenfolge nach aufgezählt. Was am meisten enthalten ist, steht ganz oben. Wenn Sie die Angabe »Zucker« ganz oben an erster oder zweiter Stelle finden, ist der Zucker zu beachten. Zucker oder Ähnliches an fünfter oder weiterer Stelle, meist nach den Gewürzen, kann man vernachlässigen.

Den genauen Anteil von Zucker und Kohlenhydraten können Sie allerdings nur aus einer exakten Nährwertberechnung erfahren, und zwar jeweils für 100 g Nahrungsmittel angegeben. Im Rahmen des neuen Verbraucherschutzes werden diese Angaben wohl in Zukunft auf allen in den Handel kommenden Produkten angegeben werden müssen.

Welche Getränke sind bei Diabetes geeignet?

Da unser Körper zu 60 % aus Wasser besteht und fast alle Vorgänge im Körper nur in Verbindung mit Flüssigkeit möglich sind, sollten Sie immer auf ausreichende Flüssigkeitszufuhr achten.

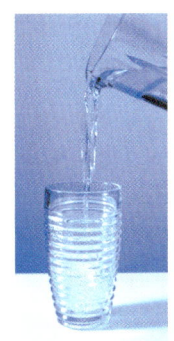

> **Täglich mindestens 1½ bis 2 Liter, möglichst alkoholfrei, zu trinken ist lebensnotwendig**

Getränke, die den Blutzucker nicht erhöhen:

- ▶ Alle Arten von Wasser und Mineralwasser (Zitronensaft erfrischt den Geschmack)
- ▶ Alle Sorten von Tees (außer Zucker zugesetzte Instant-Tees)
- ▶ Kaffee, Cappucino frisch und Malz- oder Carokaffee, gesüßt mit Süßstoff. Achtung: Kaffeepulver wie z. B. Cappucino enthalten Zucker!

▶ Kalorienarme, vorwiegend mit Süßstoff gesüßte Light-Getränke (wie z. B. Cola- oder Limonade-light und Ähnliches (nicht aber Fruchtsäfte light)

Getränke, die den Blutzucker rasch erhöhen:
▶ Alle frisch gepressten Fruchtsäfte
▶ Säfte aus 100 % Konzentrat, auch wenn kein Zucker zugesetzt wurde
▶ Fruchtsaftgetränke, Nektar und auch Diätfruchtsäfte
▶ Alle mit Zucker gesüßten Cola- und Limonadengetränke
▶ Mit Zucker oder Honig versetzte Gemüsesäfte (z. B. Karottensaft)
▶ Malzbier und alkoholfreies Bier mit reichlich Malzzucker

Milch ist nicht zum Durstlöschen gedacht, sondern vollwertige Nahrung!

Trotzdem sollten Sie Milch- oder Milchprodukte (½ bis ¾ l täglich) in Ihre Kost einbauen, damit Sie ausreichend Kalzium für Ihre Knochen bekommen.

Milch und Milchgetränke, auch Buttermilch und Kefir enthalten Milchzucker. Sie erhöhen zwar nur langsam den Blutzucker, müssen aber je ¼ l als BE angerechnet werden. (Fertige Milchmixgetränke oder Schokoladenpulver und Ovomaltine enthalten viel Zucker.)

Darf ich bei Diabetes Alkohol trinken?

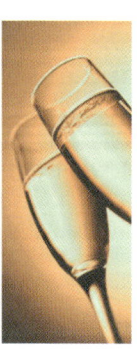

Grundsätzlich gilt für alle die Devise: Ein wenig Akohol trägt zur Lebensfreude bei, täglich mehr ist schädlich!

Da Alkohol die Gefäße, Nerven und Leber belastet, können schon kleine Mengen eine bestehende Erkrankung verschlechtern.

Kein Alkohol bei
▶ **diabetischen Nervenschädigungen**
▶ **Erkrankungen der Leber und der Bauchspeicheldrüse**
▶ **Fettstoffwechselstörungen**
▶ **Erhöhter Neigung zu Unterzuckerungen**

56

Fachleute empfehlen:

Frauen täglich nicht mehr als 10 g Alkohol
Männer täglich nicht mehr als 20 g Alkohol

Eine Flasche Bier oder 2 kleine Gläser Wein enthalten schon ca. 20 g Alkohol! Deshalb pro Tag höchstens 1–2 kleine Gläser alkoholhaltiges Getränk zum Essen!

Bier enthält reichlich Malzzucker und Alkohol. Malzzucker in flüssiger Form erhöht schnell den Blutzucker, der »Gegenspieler« Alkohol gleicht dies etwas aus. Light-Bier enthält nur halb soviel Malzzucker, Alkohol und Kalorien. Es ist zu empfehlen, wenn der Durst doch etwas größer ist. Diätbier enthält zwar weniger Zucker, dafür mehr Alkohol. Es wird von uns nicht speziell empfohlen.

Ein gutes Glas trockenen Wein oder Sekt (nur in Verbindung mit Essen) erhöht bei vielen Menschen die Lebensfreude. Jeden Abend die ganze Flasche ist jedoch entschieden zu viel!

Branntweine wie klare Schnäpse, Cognac, Whisky oder Ähnliches enthalten zwar keinen Zucker, dafür hochprozentigen Alkohol. Liköre, Aperitifs und sehr süße Weine sind ebenfalls nicht zu empfehlen. Radler- oder Russenmaß enthalten immer viel gezuckert Limonade.

Achtung: Kein Alkohol bei Sport bzw. ungewohnter Arbeit

Alkohol blockiert die Arbeit der Leber, sie kann dann keinen neuen Zucker bilden und bei eventueller Unterzuckerung auch nicht gegenregulieren. Außerdem sind durch die Mehrbewegung die Zuckervorräte im Körper aufgebraucht. Eine nächtliche oder sogar in den Morgenstunden auftretende schwere Unterzuckerung ist vorprogrammiert. Das in diesem Fall gespritzte Glukagon kann nicht wirken. Deshalb: Kein zusätzliches Insulin für alkoholische Getränke, eher einen höheren Blutzucker in Kauf nehmen. Notfalls sogar das nächtliche Insulin reduzieren.

Sport und Bewegung

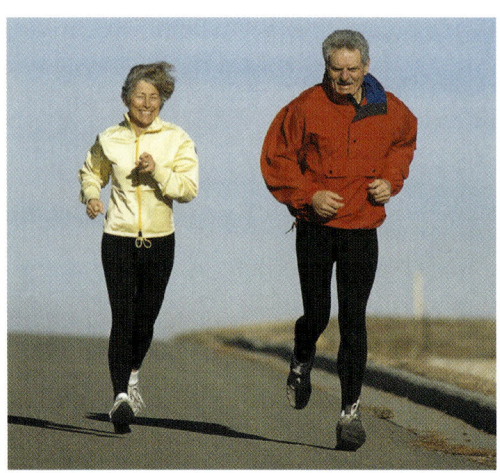

Neben der Ernährung und eventuell Medikamenten sind Sport und Bewegung weitere Möglichkeiten für Sie als Typ-2-Diabetiker, Ihre Krankheit zu behandeln: Sie können damit ihr Gewicht reduzieren, den Blutzucker senken und Ihren Körper wieder empfindlicher machen gegenüber seinem noch vorhandenen Insulin in der Bauchspeicheldrüse. Und nicht zu vergessen: Sport und Bewegung steigern auch das körperliches und seelisches Wohlbefinden – und damit die Lebensfreude!

Muskelarbeit senkt den Blutzucker.

Positive Auswirkungen von regelmäßiger körperlicher Aktivität

► Unterstützt Ihre Bemühungen bei der Gewichtsregulation

► Wirkt sich positiv auf den Fettstoffwechsel und den Blutdruck aus

► »Trainiert« Ihr Herz-Kreislauf-System

► Beugt Durchblutungsstörungen und somit Folgeerkrankungen vor

► Senkt den Blutzucker mit weniger Insulin/Tabletten

► Steigert die Insulinempfindlichkeit

Körperliche Anstrengung ist nicht immer »nur« Sport; auch Gartenarbeit, Gymnastik oder Hausarbeit ist Muskelarbeit, die ebenfalls Auswirkungen auf den Stoffwechsel hat.

Diese positiven Effekte erzielen Sie aber nur dann,
► wenn Sie die Bewegung regelmäßig, d. h. mehrmals wöchentlich (mindestens 2- bis 3-mal pro Woche)
► für mindestens 20–30 Minuten durchführen.
► Dauer und Anstrengung sollten Sie allmählich steigern.

▦ Welche Sportarten sind geeignet?

Geeignet sind vor allem Sportarten, die das Herz-Kreislauf-System sowie die Lungen in Anspruch nehmen, wie Ausdauersportarten, z. B. Rad fahren, Wandern, Schwimmen, Skilanglauf und Joggen, aber auch Tennis, Tanzen oder Golf – wenn sie regelmäßig und mit genügender Intensität betrieben werden.

▦ Was sollten Sie beim Sport beachten?

Lassen Sie sich vorher ärztlich beraten und untersuchen!

Eine ärztliche Untersuchung ist unbedingt erforderlich, denn in einigen Fällen wird Ihnen der Arzt abraten, am Sport teilzunehmen, z.B. bei schon fortgeschrittenen diabetischen Folgeschäden, Blutzuckerentgleisung und nicht ausreichend kontrolliertem Bluthochdruck sowie bei Koronarer Herzkrankheit und anderen bedeutsamen Herzerkrankungen.

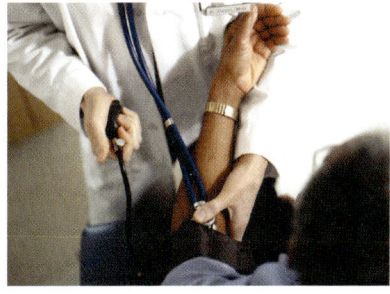

Schließen Sie sich einer Diabetes-Sportgruppe an!

Hier treffen sich Gleichgesinnte, um unter Anleitung eines erfahrenen Übungsleiters alle Bereiche der körperlichen Fitness zu fördern: Ausdauer, Kraft, Beweglichkeit, Koordination und Entspannung – und dies mit viel Spaß und Spiel. Außerdem gibt es Gelegenheit zum Erfahrungsaustausch mit ebenfalls Betroffenen. Oftmals ist auch ein Arzt anwesend, der zusätzliche Sicherheit bietet und den Sie jederzeit fragen können.

Bevor sie in den Sport einsteigen, sollten Sie sich ärztlich untersuchen lassen.

Die Teilnahme an der Diabetes-Sportgruppe kann vom Arzt verordnet und von den Kostenträgern bezuschusst werden.

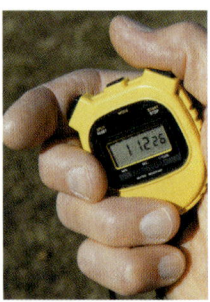

Messen Sie Ihren Pulsschlag!

Belasten Sie sich nicht zu sehr!

Sie sollten sich nicht höher als 50 % Ihrer höchsten Leistungsfähigkeit belasten – das entspricht etwa der alten Faustregel:

> **Die Zahl der Pulsschläge sollte nie höher liegen als 180 abzüglich des Lebensalters!**

Planen Sie Ihre körperlichen Aktivitäten – sonst besteht Unterzuckerungsgefahr!

Bei körperlicher Anstrengung sinkt der Blutzucker. Während der Körper beim Stoffwechselgesunden die Insulineinsparung bei körperlicher Aktivität automatisch vornimmt, müssen Sie als Diabetiker dafür Sorge tragen, dass Ihnen die Bewegung keine Unterzuckerung beschert. Hypoglykämiegefährdet durch Muskelarbeit sind vor allem Insulin spritzende Patienten, die auf Blutzucker senkende Tabletten vom Typ Sulfonylharnstoffe eingestellt sind. Allein mit Ernährung behandelte Diabetiker brauchen sich jedoch keine Sorgen zu machen.

Andererseits sollten Sie einen Insulinmangel vermeiden, weil Ihr Blutzucker sonst trotz Bewegung stark ansteigen wird. Fehlt nämlich Insulin völlig, vermag auch körperliche Belastung nicht mehr den Zucker zum Abströmen in die Muskulatur zu veranlassen, und zusätzlich kann die Leber ihre Zuckerspeicher freisetzen. Dies kann zu einer Ketoazidose bis hin zum diabetischen Koma führen.

Sie sollten also, wenn möglich, Sport bzw. körperliche Aktivität vorher nach Dauer, Intensität, Art der Belastung und vom Zeitpunkt her planen und überlegen, welche Vorbereitungen hinsichtlich des Diabetes zu treffen sind. Tablettenbehandelte Diabetiker können z. B. weniger Tabletten vom Typ der Sulfonylharnstoffe einnehmen oder/und vorher zusätzliche Sport-BEs je nach Ausgangsblutzucker essen.

Nicht immer lässt sich körperliche Bewegung so planen, dass eine Insulinreduktion rechtzeitig vorgenommen werden kann. In diesem Fall ist es notwendig, je nach Ausgangsblutzucker, vorher Zusatz-BE's (in flüssiger bzw. leicht verdaulicher Form) einzunehmen.

Faustregel: Pro Stunde körperlicher Aktivität mittlerer Intensität vorher ca. 1–2 BE

Geeignet sind schnell resorbierbare BEs: Traubenzucker, Fruchtsaft, Obst (insbesondere Banane), isotonische Sportdrinks.

Bei lang andauernder Belastung können langsamer resorbierbare BEs sinnvoll sein, z. B. Müsliriegel, Schokoriegel, belegtes Brot.

Messen Sie den Blutzucker!

Um Ihre individuelle Anpassung bei Sport bzw. körperlicher Aktivität ausfindig zu machen, ist es erforderlich, dass Sie vor, während und nach der Aktivität Ihren Blutzucker testen. Somit lernen Sie Ihren Körper und das Blutzuckerverhalten besser kennen. Vergessen Sie nicht, Ihre Erfahrungen mit der Bewegung genau zu dokumentieren.

Der Ausgangsblutzucker vor dem Sport bzw. der Bewegung ist entscheidend für die Menge der Zusatz-BEs. Anpassen sollten Sie bei einem Wert nach dem Essen von 160 mg/dl, der ja auch ohne körperliche Anstrengung wieder absinken würde, genauso wie bei einem Nüchternblutzucker von 100 mg/dl. Haben Sie noch keine Kondition, sind Sie also untrainiert, essen Sie lieber etwas mehr als zu wenig!

Keine körperliche Aktivität bei Ausgangsblutzucker unter 100 mg/dl und über 300 mg/dl, insbesondere wenn im Urin viel Aceton nachweisbar ist.

Manchmal ist es auch erforderlich, nach der körperlichen Aktivität Zusatz-BEs einzunehmen, um Unterzuckerungen zu vermeiden, da die Bewegung wegen des so genannten Muskelauffülleffekts nachwirkt.

Kein Alkohol nach körperlicher Aktivität

Deshalb sollten Sie auch generell vorsichtig sein mit Alkohol nach körperlicher Aktivität. Zusammen mit dem Muskelauffülleffekt besteht die Gefahr einer schweren Hypoglykämie. Essen Sie in diesem Fall lieber etwas mehr Kohlenhydrate.

Achtung Pumpenträger!

Pumpenträger müssen unbedingt darauf achten, dass sie ihr Gerät nicht länger als höchstens drei Stunden ablegen dürfen. Wenn Sie Ihre Gewohnheiten ändern möchten oder Zweifel haben, ob sich eine Sportart nun für Sie eignet oder nicht, fragen Sie bitte Ihren Arzt!

Kleine Checkliste für den Sport

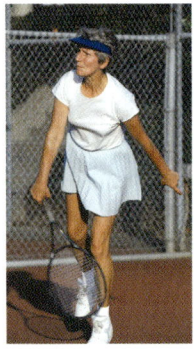

Aktiv sein – trotz Diabetes.

Wenn Sie Sport treiben, ob alleine, mit Freunden oder in einer Diabetiker-Gruppe, sollten Sie Folgendes beachten:
- ▶ Nehmen Sie Ihren Diabetikerausweis mit.
- ▶ Achten Sie auf gutes Schuhwerk und kontrollieren Sie nach dem Sport Ihre Füße auf Druckstellen und Zeichen von Überlastung, Wunden sowie Infektionen.
- ▶ Messen Sie vor, während und nach dem Sport den Blutzucker.
- ▶ Für den Fall eines zu niedrigen Blutzuckers (Hypoglykämie) sollten Sie Traubenzucker, Cola u. a. Zusatz-BEs dabei haben (Banane, Müsli-Riegel, Trockenobst, Mineralwasser gemischt mit Fruchtsaft, isotonische Sportdrinks).

▶ Wenn Sie mit einer Begleitperson Sport treiben, informieren Sie diese über Ihren Diabetes und besonders über die Warnzeichen von Blutzuckerentgleisungen (Hypoglykämie und Hyperglykämie) und wie sich diese bei Ihnen zeigen können.

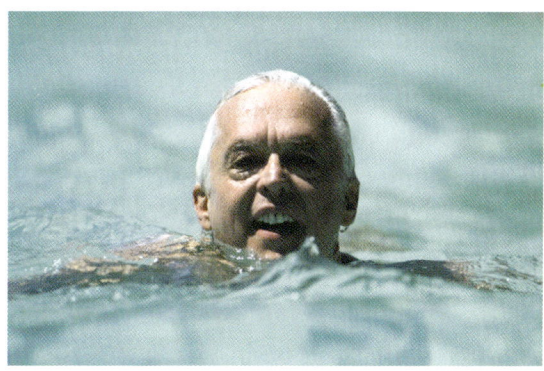

Schwimmen ist ideal bei Diabetes.

▶ Wenn Sie Insulin spritzen, müssen Sie den Gegenspieler Glukagon ebenfalls mit dabei haben und Ihre Begleitpersonen müssen wissen, wo sie es finden und wie sie es verabreichen müssen (s. auch »Richtig handeln bei akuten Notfällen«, S.108).

▶ Bei Hypoglykämie brechen Sie jede körperliche Aktivität ab! Nehmen Sie sofort schnell verwertbare Kohlenhydrate (Traubenzucker, Cola, zuckerhaltigen Saft) zu sich. Bei einer schweren Hypoglykämie sollte von einer informierten Person Glukagon gespritzt werden.

▶ Bei Bewusstlosigkeit den Notarzt hinzuziehen!

Der Diabetes ist kein Hindernis, sportlich aktiv und fit zu sein. Voraussetzung ist aber, dass Sie gut geschult sind und die Möglichkeiten, die Diabetestherapie an den Sport richtig anzupassen, auch anwenden.

Die Behandlung mit Tabletten

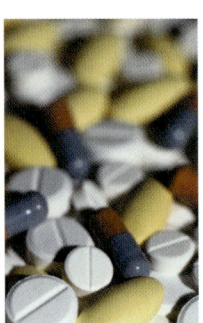

Für die Behandlung mit Tabletten steht ein großes Angebot zur Verfügung.

Wenn die alleinige Behandlung des Typ-2-Diabetes mit Ernährung und körperlicher Aktivität nicht mehr ausreicht, um die Blutzuckerwerte in den Griff zu bekommen, verschreibt der Arzt zusätzlich Tabletten.

Seit 1990 ist der Tablettenmarkt zur Diabetesbehandlung weltweit explodiert. Mittlerweile stehen vier bzw. fünf Substanzgruppen zur Einzel- und Kombinationstherapie zur Verfügung, deren wichtigste Vertreter hier genannt seien:

- ▶ Alpha-Glukosidasehemmer (Acarbose, Miglitol, Voglibose)
- ▶ Metformin (Biguanide)
- ▶ Sulfonylharnstoffe (Glimeperid) inklusive der
- ▶ Glinide (Repa- bzw. Nateglinid) sowie
- ▶ Insulinsensitizer (Pio- bzw. Rosiglitazon).

▨ Alpha-Glukosidasehemmer

Alpha-Glukosidasehemmer bremsen die Verdauung von Kohlenhydraten.

Präparate: Für den Einstieg in die medikamentöse Therapie des Typ-2-Diabetes kommen u.a. die Alpha-Glukosidasehemmer vom Typ der Acarbose (z. B. das Präparat Glucobay) bzw. Miglitol (Diastabol) und Voglibose in Betracht.

Wirkmechanismus: Alpha-Glukosidasehemmer verzögern die Aufnahme von Kohlenhydraten aus dem Darm ins Blut, senken so den Blutzuckerspiegel nach dem Essen und wirken damit insulinsparend bzw. entlasten die Bauchspeicheldrüse bei der Insulinabgabe ins Blut.

Acarbose, wenn die Diät allein nicht mehr ausreicht.

Anwendung: In erster Linie kommt Glucobay für Typ-2-Diabetiker in Frage, bei denen eine alleinige Behandlung mit Diät die Blutzuckerwerte nicht mehr im gewünschten Bereich einstellen lässt. Aber auch jede Kombination mit den anderen Blutzucker senkenden Medikamenten ist möglich.

Wirksamkeit: Blutzuckerwerte nach dem Essen liegen um ca. 40 bis 60 mg/dl niedriger, im Gefolge können auch die Nüchternblutzuckerwerte geringfügig absinken, die HbA_{1c}-Werte lassen sich längerfristig um 0,5 bis 1,0 Prozent verbessern. Die Therapie mit Acarbose kann demnach eine hilfreiche Zusatzbehandlung sein, eine notwendig gewordene Insulinbehandlung kann sie aber keinesfalls ersetzen.

Nebenwirkungen: Durch die verlangsamte Kohlenhydratverdauung kann es – vor allem zu Behandlungsbeginn – zu Blähungen und weicheren Stühlen kommen.

Acarbose führt nicht zu Unterzuckerung.

Einnahme und Dosierung: Die Tabletten werden mit Beginn der Mahlzeit eingenommen (nicht vorher!). Um die genannten Nebenwirkungen zu vermeiden, sollte »einschleichend«, z. B. mit 1-mal 50 mg zu Beginn des Frühstücks, begonnen und die Dosis insgesamt nur sehr langsam und über mehrere Wochen bis zur gewünschten Wirkung gesteigert werden.

Die Dosis langsam erhöhen!

Metformin

Präparate: Tabletten gibt es in Stärken von 500, 850 und 1000 mg. Sie heißen je nach Hersteller Glucophage (das jahrzehntelange Standardpräparat) sowie z.B. Siofor, Mescorit und Mediabet.

Wirkmechanismus: Der Blutzucker wird vor allem gesenkt durch Bremsung der Zuckerneubildung und -abgabe durch die Leber, Verbesserung der Zuckerverwertung in der Muskulatur und Verlangsamung der aus der Nahrung stammenden Zuckeraufnahme in die Blutbahn.

Anwendung: Metformin begünstigt eine Gewichtsabnahme und senkt auch die Triglyzeride im Blut. Patienten mit metabolischem Syndrom sollten demnach besonders von dieser Behandlung profitieren.

Metformin hilft bei der Gewichtsabnahme.

Wirksamkeit: Metformin ist ein zuverlässig wirksames Medikament, das sowohl den Nüchternblutzucker als auch den Blutzucker nach dem Essen um 50 bis 70 mg% senkt, den HbA_{1c}-Wert um 1 bis 1,5 Prozentpunkte.

Vorher prüfen, ob die Nierenfunktion in Ordnung ist!

Nebenwirkungen: Unterzuckerungen können durch Metformin nicht auftreten. Auf der Negativseite steht eine gewisse Magen-Darm-Unverträglichkeit (z. B. Durchfallneigung, metallischer Geschmack, selten Schmerzen) bei einigen Patienten. Ferner muss der Arzt für die Verabreichung von Metformin bestimmte medizinische Voraussetzungen überprüfen; z. B. muss die Nierenfunktion (gemessen als Kreatininwert im Blut) in Ordnung sein, weil Metformin über die Niere ausgeschieden wird. Auch Herz und Lunge sollten frei sein von fortgeschrittenen Krankheiten.

Einnahme und Dosierung: Biguanide sind mit dem Essen bzw. unmittelbar danach einzunehmen. Ähnlich wie bei Acarbose ist eine einschleichende Dosierung empfehlenswert. Man beginnt mit einer 500 mg-Tablette mit oder nach dem Frühstück, steigert dann bei guter Verträglichkeit auf eine 2-mal tägliche Dosierung mit dem Frühstück und dem Abendessen; 3-mal 850 mg, also morgens, mittags, abends, ist die Höchstmenge.

▪ Sulfonylharnstoffe

Präparate: Der wichtigste heutige Vertreter der Sulfonylharnstoffe ist das Amaryl, das das frühere Standardpräparat (Semi-) Euglucon N mit dem Wirkstoff Glibenclamid weitgehend abgelöst hat. Ferner sind Glurenorm und Diamicron von Bedeutung sowie die Glinide, z. B. Novonorm (s. u.).

Mehr Insulin durch Sulfonylharnstoffe.

Wirkmechanismus: Beim Wirkstoff Amaryl weiß man, das er an Kalium-Kanäle der B-Zellen bindet, diese schließt und im Weiteren dann eine Insulinabgabe ins Blut herbeiführt. Gerade von dieser Substanz wird zudem angenommen, dass sie noch zusätzlich Blutzucker senkende Wirkungen an Muskel und Leber hat, welche die Blutzucker senkende Wirkung neben der Insulinfreisetzung noch verstärken.

66

Anwendung: Ihre Insulin freisetzende und damit Blutzucker senkende Wirkung kommt besonders gut zur Geltung, wenn der Insulinmangel bei Typ-2-Diabetes schon merklich größer geworden ist, d. h. in späteren Phasen des Diabetes. Voraussetzung für die Wirksamkeit der Sulfonylharnstoffe ist jedoch eine noch ausreichende Restproduktion an Insulin.

Sulfonylharnstoffe bei späteren Diabetesstadien.

Wirksamkeit: Sulfonylharnstoffe vermindern die Blutzuckerwerte vor und nach dem Essen, HbA_{1c}-Senkungen von 1 bis 1,5 Prozentpunkten sind zu erwarten.

Nebenwirkungen: Es besteht die Gefahr von Unterzuckerung (oft am späteren Nachmittag). Dies kann für betagte Menschen und möglicherweise besonders bei Verwendung von Euglucon N (Glibenclamid) eine ernsthafte Bedrohung darstellen.
Die zu Beginn der Therapie oft beobachtete Gewichtszunahme lässt sich bei Kombinationsbehandlungen mit Acarbose oder Metformin in der Regel vermeiden. Bei dieser »Nebenwirkung« handelt es sich vermutlich um überschießende Effekte der erwünschten Hauptwirkung, insbesondere wenn zu hoch dosiert wird oder wenn die Tabletten dazu dienen sollen, Mängel bei der Ernährung zu überspielen.
Wenn sich der Kreatininwert im Blut dem Bereich von 2 mg% nähert wird empfohlen, auf das Präparat Glurenorm bzw. das Glinid Novonorm (s. u.) zu wechseln, die beide nicht über die Niere ausgeschieden werden.

Risiko ist Unterzuckerung ...

Einnahme und Dosierung: Um eine überschießende Blutzuckersenkung (Hypoglykämie) zu vermeiden, ist eine einschleichende Dosierung anzuraten. Man beginnt beispielsweise mit 0,5 oder 1 mg Amaryl zum Frühstück oder auch 1,75 bis 3,5 mg Euglucon N (Glibenclamid) eine halbe Stunde vor dem Frühstück. Mittlere Dosierungen liegen bei 2 mg Amaryl zum Frühstück oder 2-mal eine 3,5 mg-Tablette Euglucon N jeweils eine halbe Stunde vor dem Frühstück und dem Abendessen. Angesichts der heutigen, äußerst wirksamen Sulfonylharnstoffe ist besonders darauf zu achten, diese Tabletten in der niedrigsten notwendigen Dosis und auf der Grundlage einer richtigen Ernährung einzunehmen.

... deshalb einschleichend dosieren!

Glinide

Präparate: Repaglinide (Novonorm®), Nateglinide (Starlix®). Nateglinide ist bislang in Deutschland nur für die Kombinationsbehandlung mit Metformin zugelassen, Repaglinide für alle Formen der Therapie.

Wirkmechanismus: Die Glinide stimulieren ähnlich wie die Sulfonylharnstoffe die Insulinfreisetzung aus der Bauchspeicheldrüse; allerdings sind die Pulse der Insulinabgabe schneller, aber auch kürzer und deutlich mit Bezug zur Nahrungszufuhr.

Glinide wirken mahlzeitenbezogen.

Anwendung: Die bei Typ-2-Diabetikern oft verlangsamte Insulinfreisetzung lässt sich durch die Glinidgabe deutlich beschleunigen. Vor allem aber erlauben die Glinide eine flexible mahlzeitenbezogene Therapie nach der Devise »Eine Mahlzeit, eine Tablette – keine Mahlzeit, keine Tablette«. Zwischenmahlzeiten entfallen und es besteht die Hoffnung auf eine einfachere Einregulierung des angestrebten Körpergewichts.

Wirksamkeit: HbA_{1c}-Senkungen um die 1 % wurden in den verschiedenen Studien erreicht.

Nebenwirkungen: Gefährdungen bestehen wie bei den Sulfonylharnstoffen hinsichtlich Unterzuckerungen, aber auch Gewichtszunahme, auch wenn das Ausmaß vermutlich geringer ist.

Insulinsensitizer

Eine völlig neue Substanzgruppe ist mit Pio- und Rosiglitazon im Jahr 2000 in Europa auf den Markt gekommen, allerdings nur für die Kombinationstherapie mit Metformin oder mit Sulfonylharnstoffen. Damit sind die praktischen Erfahrungen naturgemäß noch begrenzt und eine abschließende Bewertung noch nicht möglich.

Insulinsensitizer werden bisher nur in Kombinationen angewendet.

Präparate: Pio- bzw. Rosiglitazon (Actos® bzw. Avandia®).

Wirkmechanismus: Insulinsensitizer vermindern die Insulinresistenz und bewirken, dass das noch vorhandene Insulin oder auch gespritztes Insulin besonders effektiv auf die Zielorgane wirkt, also speziell auch auf den Muskel. Unter den Glitazonen kommt es bei gleicher Insulinmenge im Blut zu einer deutlich gesteigerten Blutzuckeraufnahme in den Muskel, die Stoffwechselsituation verbessert sich, ohne dass mehr Insulin benötigt wird. Man spricht daher auch von der Gruppe der Insulinsensitizer (der Insulin-»Empfindlichmacher«).

Wirksamkeit: Verbesserungen der HbA$_{1c}$-Werte von mehr als einem Prozentpunkt ließen sich nachweisen, bei Insulinvorbehandlung zusätzlich eine Einsparung von einem Drittel der Insulindosis. Offensichtlich ist Voraussetzung für gute Wirksamkeit, dass eine genügende Insulinmenge im Blut vorhanden ist.

Die Insulindosis kann verringert werden.

Nebenwirkungen: Fragezeichen gibt es hinsichtlich einer gewissen Gewichtszunahme, die im Rahmen von Zulassungsstudien im Bereich von 1 bis 3 kg blieb, möglicherweise mit einem gesteigerten Fettaufbau zu tun hat, aber auch mit einem etwas größeren zirkulierenden Flüssigkeitsvolumen im Körper. Bei ca. 5 % aller Behandelten wurden Flüssigkeitsansammlungen in den Unterschenkeln beobachtet sowie ein geringer Abfall des roten Blutfarbstoffs Hämoglobin (Hb).

Durch Flüssigkeitsansammlung kann es evtl. zu Gewichtserhöhung kommen.

Einnahme und Dosierung: 1-mal täglich von 4 bzw. 8 mg für Rosiglitazon und von 15 bzw. 30 mg für Pioglitazon ist ausreichend und kann auch unabhängig von Mahlzeiten erfolgen.

Die Kombination verschiedener Behandlungen

Mit Kombinationen von verschiedenen medikamentösen Therapien lässt sich durchschnittlich eine HbA$_{1c}$-Verbesserung von einem guten Prozentpunkt erreichen – und damit das Ziel des für gute Lebensqualität und Lebensaussichten notwendigen HbA$_{1c}$-Bereichs von unter 7,5 %.

Die Wirkmechanismen der verschiedenen Gruppen von Blutzucker senkenden Tabletten und der weiteren medikamentösen Behandlungsoption, des Insulins, ergänzen sich. Aus dem großen

Spektrum von Möglichkeiten können Arzt und Patient gemeinsam eine sehr individuelle Therapie aus zwei, manchmal drei Medikamenten entwickeln, die den Kriterien gute Diabeteseinstellung und gute Lebensqualität gerecht wird.

> **Das Motto für die frühe Kombinationsbehandlung: Maximierung der (HbA$_{1c}$-) Wirksamkeit bei gleichzeitiger Minimierung der Nebenwirkungen.**

■ Der Einstieg in die Insulintherapie

Die meisten Patienten werden sagen: »Hätte ich gewusst, wie einfach das ist und wie gut ich mich fühle, hätte ich schon viel früher gespritzt!«

Kombinationstherapien unter Einbeziehung von Insulin erlauben einen relativ einfachen Einstieg in eine notwendig werdende Insulintherapie. Nur das Insulindefizit, das zusätzlich zur Tablettenbehandlung besteht, muss ausgeglichen werden (s. auch Kapitel »Insulinbehandlung bei Typ-2-Diabetes«, s. S. 88). In Deutschland wird sicherlich in vielen Fällen zu spät auf Insulinbehandlung umgestellt.

Eindeutige Zeichen für Insulinbedürftigkeit von Menschen mit Typ-2-Diabetes sind:

▶ Verfehlen des Blutzucker- und HbA$_{1c}$-Ziels trotz Ausschöpfung der Therapiemöglichkeiten
▶ ungeplante (unbeabsichtigte) Gewichtsabnahme
▶ Broca-Normalgewicht (Körpergröße in cm minus 100 = Broca-Normalgewicht; z. B. bei Körpergröße von 1,75 m = 75 kg)
▶ Auftreten von Aceton im Urin (bei gleichzeitig deutlicher Harnzuckerausscheidung)
▶ z. T. weitere Zeichen der schlechten Diabeteseinstellung wie Müdigkeit, Infektanfälligkeit, Nervenschmerzen

Spätestens bei dieser Situation ist nicht mehr zu zögern, und eine Insulin-(Kombinations-)Behandlung ist umgehend zu beginnen. Eine weitere gute Faustregel für den Beginn einer Insulinbehandlung ist: Je jünger und je dünner, desto eher ein Fall für Insulin.

Das Wundermittel Insulin

Vor der Anwendung des Insulins im Jahre 1922 waren alle insulinbedürftigen Patienten verloren und gingen einem langsamen, qualvollen Tod im diabetischen Koma entgegen – sie verhungerten buchstäblich und litten unter unlöschbarem Durst. Im Zusammenhang mit dem injizierbaren Insulin in der Behandlung des Diabetes kann man daher wirklich von einem Wunder sprechen.

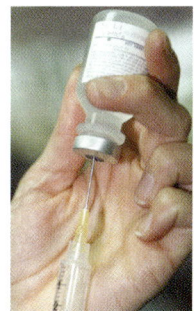

Insulin muss *noch* gespritzt werden – aber bald gibt es Insulin zum Inhalieren.

Was ist Insulin und wie wirkt es?

Das Hormon Insulin ist ein Eiweiß, das in der Bauchspeicheldrüse, und zwar in den B-Zellen der Langerhans-Inseln (s. Abb. S. 26), gebildet und beim Gesunden direkt in das Blut abgegeben wird.

Ein gesunder Erwachsener benötigt ca. 40 bis 50 Einheiten Insulin pro Tag, um normale Blutzuckerwerte zu haben. Die Abbildung veranschaulicht den chemischen Aufbau des Insulins aus 2 Ketten mit insgesamt 51 Aminosäuren (Eiweißbausteine). Die dunkler gefärbten Kreise zeigen die Aminosäuren an, die im Vergleich zum Insulin des Menschen (»Humaninsulin«) beim Schweine- bzw. Rinderinsulin unterschiedlich sind. Ähnlich wurden bei den Analoginsulinen verschiedene Positionen geändert.

Früher wurde nur aus den Bauchspeicheldrüsen von Rindern und Schweinen gewonnenes Insulin verwendet. Mittlerweile spritzen aber mehr als 95 Prozent aller Patienten in Deutschland Humaninsulin oder davon abgeleitete analoge Insuline (z. B. Humalog, Novo Rapid und Lantus, s. u.), die alle »gentechnologisch« hergestellt werden.

Heute wird kaum noch Rinder- und Schweineinsulin verwendet.

Dass Insulin gespritzt werden muss, hängt mit seiner Eiweißnatur zusammen. Würde es geschluckt, würde es wie Eiweiß im Magen und Darm verdaut und größtenteils unwirksam. Derzeit in Entwicklung ist Insulin zum Inhalieren, wobei nur ca. 10 % der im Inhalator vorhandenen Insulinmenge schließlich im Körper zur Wirkung kommt – mit einer Zulassung wird 2004 gerechnet. Der Preis wird sicher höher sein als bei herkömmlichen Insulinen.

1. Rinderinsulin

S — S

A-Kette

B-Kette

2. Schweineinsulin

S — S

A-Kette

B-Kette

3. Humaninsulin

S — S

A-Kette

B-Kette

4. Analoginsuline

S — S

A-Kette

B-Kette

Das Hormon Insulin. Die dunkler gefärbten Kreise bei Rinder- und Schweineinsulin kennzeichnen unterschiedliche Eiweißbausteine im Vergleich zu Humaninsulin. Bei den Analoginsulinen sind die Positionen gekennzeichnet, die verändert wurden.

Welche Insuline gibt es?

Die Entwicklung der letzten Jahre hat zu einer unglaublichen und Vielzahl von Insulinpräparaten geführt. Andererseits kann in der breiten Palette von Insulinen wohl für jeden Diabetiker das passende Insulin gefunden werden. Als Patient muss man die wichtigsten Merkmale »seines« Insulinpräparates bzw. seiner Insulinpräparate kennen und das Prinzip seiner Insulineinstellung verstanden haben, damit die im Alltag notwendigen Anpassungen folgerichtig vorgenommen werden können.

Die Auswahl des Insulins, das Sie benötigen, ist auf jeden Fall Sache des Arztes.

Sein Insulin »kennen«

Jeder Diabetiker sollte den Namen und die Herkunft seines Insulinpräparates (auswendig) wissen. Gegebenenfalls kann man das Etikett von einem gebrauchten Insulinfläschchen ablösen und in den Diabetiker-Ausweis oder in das Protokollheft für die Selbstkontrollen stecken, das man immer bei sich trägt.

Trotz der Fülle verschiedener Insulinpräparate lassen sich für praktische Belange vor allem die folgenden sechs Gruppen von Insulinen nach ihrer Wirkung unterscheiden (s. Abbildung auf der nächsten Seite):

Sehr kurz wirkende Insulin-Analoge (»Sprintinsuline«)

Die Wirkung dieser Insulin-Analoge, z.B. Lispro (Humalog®) und Aspart (Novo Rapid®), tritt nach 10 Minuten ein, die stärkste Wirkung nach ½–1½ Stunden; die Wirkdauer beträgt ca. 2–3 Stunden. Ein Spritz-Ess-Abstand und Zwischenmahlzeiten sind in der Regel nicht notwendig.

Normal-(Alt-)Insuline

Altinsuline enthalten keine Substanzen, die die Wirkung verzögern. Ihr Wirkungseintritt erfolgt rasch, d. h. nach 15–30 Minuten, ihre stärkste Wirkung ist nach ca. 2 Stunden, und ihre Wirkdauer beträgt 4–6 Stunden. Sie sind als klare Flüssigkeit in saurer oder neutraler Lösung in Form von Schweine-, Rinder- oder Human-

Bei Altinsulinen sollte der Spritz-Ess-Abstand eingehalten werden.

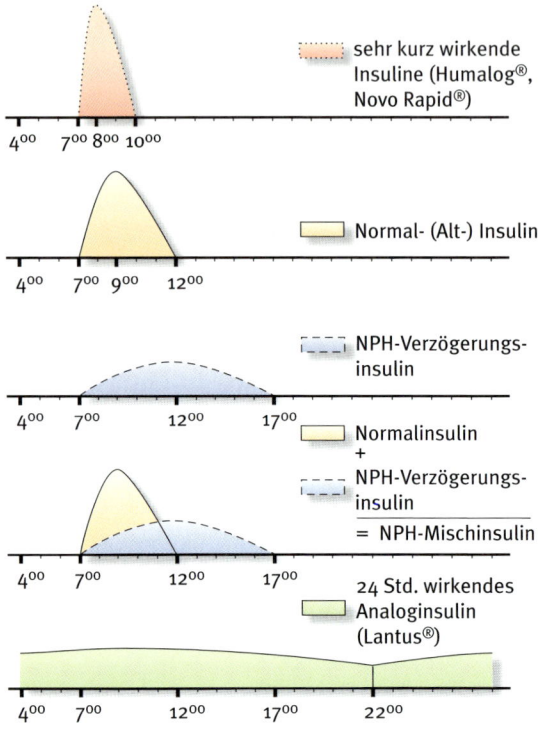

sehr kurz wirkende Insuline (Humalog®, Novo Rapid®)

Normal- (Alt-) Insulin

NPH-Verzögerungs-insulin

Normalinsulin
+
NPH-Verzögerungs-insulin
= NPH-Mischinsulin

24 Std. wirkendes Analoginsulin (Lantus®)

Die verschiedenen Insuline auf einen Blick.

insulin erhältlich. Als Spritz-Ess-Abstand sollten 10–20 Minuten eingehalten werden, wobei der Abstand je nach Ausgangsblut-zuckerwert variiert werden kann; bei sehr niedrigem Blutzucker wird kein Abstand eingehalten, bei Blut-zucker über 200 mg% 30 Minuten. Bei alleiniger Behandlung mit kurz wirkendem Insulin sind täglich 4 (manchmal auch 5) Injektionen not-wendig.

NPH-Insuline (Verzögerungs-insulin)

Im Gegensatz zu Normalinsulinen enthalten diese Verzögerungsinsu-line die Zusatzsubstanz NPH (neu-trales Protamin Hagedorn), die das Insulin langsamer aus dem Unter-hautfettgewebe in die Blutbahn übertreten lässt. Verzögerungs-insuline wirken je nach Dosis unter-schiedlich lang, in der Regel zwischen 8–12 bis maximal 24 Stun-den, ihr Wirkbeginn ist erst nach 1–2 Stunden feststellbar. Dementsprechend sollte der Spritz-Ess-Abstand bei alleiniger Gabe von NPH-Insulin 30–45 Minuten, unter Umständen auch länger, betragen. Die maximale Wirkung ist hier nach 4–6 Stunden zu beobachten.

NPH-Mischinsuline

Mischinsuline kann man auch selbst mischen.

Als Mischinsuline bezeichnet man Mischungen aus Altinsulin und Verzögerungsinsulin. Es gibt sie in festgesetzten Mischungsver-hältnissen bereits gebrauchsfertig im Hande und auch als Fertig-spritzen (Novolet, Innovo bzw. Optiset). Man kann jedoch Verzögerungsinsulin und Altinsulin auch frei miteinander

mischen und dadurch die Insulinbehandlung besonders indivi-
duell einem gewünschten Wirkungsablauf anpassen.

Infolge des Altinsulinanteils in Mischinsulinen kann der Spritz-Ess-
Abstand meist etwas kürzer gewählt werden als bei alleiniger
Anwendung von Verzögerungsinsulinen, in der Regel um die
30 Minuten. Wegen ihrer guten Mischbarkeit mit Normalinsulin
haben sich die NPH-Insuline als Verzögerungsinsulin in der praktischen Therapie und vor allem bei der intensivierten Insulinbehandlung durchgesetzt. Sie beeinflussen den Wirkablauf von bei-
gemischtem Normalinsulin nicht und ergeben zudem langfristig
stabile Mischinsuline.

Zinkverzögerte Insuline

Sie sind gegenüber den NPH-Verzögerungsinsulinen momentan
etwas in den Hintergrund getreten, wobei das Insulin Semilente
als Spät-Basal-Insulin vor dem Zubettgehen eine gewisse Renais-
sance erlebt hat. Seine Hauptwirkung ist mit 4–8 Stunden deutlich später als die von NPH-Insulin. Es ist daher besonders für
Diabetiker geeignet, bei denen der Blutzucker in der zweiten
Nachthälfte zum Morgen hin deutlich ansteigt (sog. Dawn-Phänomen).

Zinkverzögerte Insuline eignen sich bei Dawn-Phänomen.

24 Stunden wirkendes Insulin-Analog

Einziger Vertreter ist derzeit das Insulin-Analog Glargin (Firmen-
name Lantus®). Das Insulin Glargin hat einen allmählichen Wirk-
eintritt, eine gleichmäßige Wirkung (kein ausgeprägtes Wirk-
maximum) sowie eine verlängerte Wirkdauer über 24 Stunden,
deshalb ist nur eine einmalige Injektion vor dem Schafengehen
notwendig. Mit Glargin können der Nüchternblutzucker sowie das
Auftreten nächtlicher Hypoglykämien deutlich verringert werden.
Glargin wird als klare Lösung ins Unterhautfettgewebe (Oberschenkel oder Bauch) gespritzt. Ein Mischen mit anderen Insulinen ist nicht möglich. Bisher liegen noch keine Erfahrungen über
die Anwendung in der Schwangerschaft oder Stillzeit vor.

▩ Nebenwirkungen von Insulin

Hypoglykämie

Die einzige ernsthafte Gefährdung der Patienten durch die Insulinbehandlung ist die Unterzuckerung, die Hypoglykämie, auf die wegen ihrer Bedeutung an vielen Stellen in diesem Buch eingegangen wird (z. B. S. 111).

Harmlose Sehstörungen

Die mitunter auftretenden Störungen des Sehvermögens hängen mit einem veränderten Quellungszustand der Augenlinse zusammen, der für die Besserung der Stoffwechselsituation typisch ist. Diese Nebenwirkung ist harmlos und vorübergehend und hat nichts mit Sehstörungen anderer Art zu tun, wie sie beim Diabetes gefürchtet werden (S. 119).

Insulinödeme verschwinden bald.

Schwellungen, insbesondere der Beine, treten nach Insulinbehandlung manchmal bei jungen Mädchen und Frauen auf. Sie verschwinden meist nach wenigen Tagen.

Allergien gibt es kaum noch.

Allergien sind ebenso wie eine (antikörperbedingte) Insulinresistenz sehr selten geworden und durch den Wechsel auf Humaninsulin zu behandeln. Auch ein Wechsel auf Insulin Humalog, mitunter aber auch eine stationäre Behandlung mit intravenös verabreichten Injektionen großer Mengen von Altinsulin oder eine Behandlung mit Cortisonpräparaten kann angezeigt sein.

Einem Fettgewebsschwund oder der Bildung von Fettgewebsgeschwülsten an den Injektionsstellen kann man durch vorbeugende Maßnahmen und richtige Spritztechnik begegnen (s. S. 81 ff).

▩ Grundregeln der Insulin-Einstellung

Die Diabeteseinstellung wird durch den HbA$_{1c}$-Wert beurteilt.

Die Behandlung des Diabetikers mit Insulin wird so eingestellt, dass grundsätzlich der normale Verlauf beim Gesunden nachgeahmt wird. Das tut zunächst einmal der Arzt, aber die Lebensumstände zwingen Diabetiker oft, ihre Dosis selbst anzupassen. Der entscheidende Messwert für die Beurteilung der Diabetes-Einstellung ist meistens der Gehalt an »Zuckerhämoglobin« im Blut, der HbA$_{1c}$-Wert in den roten Blutkörperchen (s. S. 101).

So genannte schwer einstellbare Diabetiker sind häufig »überspritzt«. Diese Patienten injizieren sich aufgrund von erhöhten Blutzuckerwerten eine größere Insulinmenge, die zu einer Unterzuckerung, dann wieder zu einer Gegenregulation und damit zu einem erneuten Blutzuckeranstieg mit Harnzuckerausscheidung führt. Dieser »Teufelskreis« kann nur durchbrochen werden, wenn man sich zu einer Verminderung der Insulindosis entschließt.

»Überspritzte« Diabetiker sollten die Insulindosis verringern.

Keinesfalls darf man aus Furcht vor Unterzuckerung oder weil man wegen einer Unpässlichkeit nichts essen kann, die Insulininjektionen einfach weglassen! Diese Unterlassung ist eine der häufigsten Ursachen des diabetischen Komas (s. S. 108 f).

Insulin niemals weglassen!

■ Der richtige Umgang mit dem Insulin

In Deutschland enthalten die Insulinfläschchen im Allgemeinen U-40-Insulin, d. h. in 1 ml Insulinlösung sind 40 I.E. (Insulin-Einheiten) Insulin vorhanden. Das U ist die Abkürzung des englischen Begriffs »Unit« für Einheit. Diese Fläschchen (medizinisch: Ampullen) enthalten also in 10 ml 400 I.E. Insulin. Manche Insuline gibt es auch als U-100-Insuline, d. h. 1 ml enthält dann 100 I.E. Insulin. In den Insulinpens dagegen wird ausschließlich U-100-Insulin verwendet. Für Insulinpumpen gibt es sowohl Insuline mit 40 als auch mit 100 Einheiten pro Milliliter.

Der Unterschied zwischen den beiden Konzentrationen von Insulin beträgt also das Zweieinhalbfache, und Verwechslungen können daher zu schweren Über- bzw. Unterdosierungen von Insulin mit den entsprechenden Folgen führen.

Achtung, durch Verwechslung drohen Unter- und Überdosierungen!

> **Jeder Diabetiker muss die Konzentration der von ihm verwendeten Insuline kennen!**

Diesbezüglich finden sich Hinweise wie U 40 oder U 100 für 40 bzw. 100 Einheiten pro Milliliter auf dem Insulinfläschchen oder dem dazugehörigen Beipackzettel. Niemals sollte man mit einer herkömmlichen Insulinspritze (U 40) Insulin aus einer Pen-Ampulle (U 100) aufziehen! Allenfalls dürfen dazu spezielle U-100-Spritzen benützt werden.

Insulin richtig lagern und mitnehmen

Insulin kann man im Gemüsefach des Kühlschranks aufbewahren.

Die Lagerung des Insulins (Fläschchen, Patronen usw.) sollte bei 2 bis 8 °C erfolgen, andernfalls könnte die Wirksamkeit des Insulins beeinträchtigt werden. Unmittelbar in Gebrauch befindliche Insulinfläschchen können aber ohne weiteres bei Zimmertemperatur (geschützt vor direkter Sonnenbestrahlung, Hitzeeinwirkung oder Frost) bis zu ca. 4 Wochen aufbewahrt werden.

Insulinpräparate sind nur begrenzt haltbar. Das auf den Ampullen verzeichnete Verfallsdatum (Mindesthaltbarkeitsdatum) gibt hierüber Auskunft.

Verschiedene Insuline sind trübe. Es handelt sich dabei um sog. Suspensionen, bei denen das Fläschchen durchmischt werden muss (z. B. durch Rollen des Insulinfläschchens zwischen den Händen), bevor das Insulin in die Spritze aufgezogen wird. Auf diese Weise wird eine gleichmäßige Verteilung der Bestandteile der Insulinlösung gewährleistet.

Nie ohne Ausrüstung aus dem Haus!

Diabetiker sollten, wenn sie mehrmals täglich Insulin spritzen, nie ohne ihre Ausrüstung aus dem Haus gehen. Am besten führt man die benötigten »Utensilien« in einem eigenen kleinen Täschchen immer mit sich.

Insulin vor extremer Kälte und Wärme schützen.

Ab 40 °C geht Insulin kaputt. Bewahren Sie es z.B. bei Urlaubsfahrten in den Süden in einer Thermoskanne oder einer Kühltasche auf. Gegen Kälte (z. B. im Winterurlaub) schützt man Insulin durch Tragen am Körper. Anzeichen für unbrauchbar gewordenes Insulin sind ein verändertes Aussehen wie Verfärbung, Ausflockung und Schlierenbildung. Nicht immer aber zeigen sich solche erkennbaren Veränderungen.

Wie spritzt man Insulin?

Voraussetzung für eine erfolgreiche Insulintherapie ist die richtige Spritztechnik, die mit den heutigen Hilfsmitteln sehr einfach geworden ist.

Plastikspritzen

Insulinspritzen aus Plastik sind einfach und praktisch zu handhaben. Wegen des geringen »Totraums« sind im Allgemeinen Spritzen mit eingeschweißter Kanüle zu bevorzugen. Die Insulinmengen lassen sich damit sehr exakt abmessen. Sicherlich können diese Spritzen bei sauberer Behandlungsweise, d.h. Wiederverpacken nach erfolgter Injektion in die Schutzkappe und -umhüllung, mehrfach verwendet werden, vorausgesetzt, die Nadel wird nicht vorzeitig stumpf.

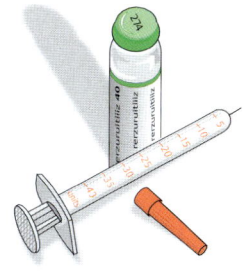

Einwegspritze mit Ampulle

Pens

Seit einigen Jahren stellen die verschiedenen als Pens bezeichneten Injektionshilfen, die wie ein Füllfederhalter aussehen und bei denen stumpfe Nadeln und der Insulinvorrat mittels »Patronen« ausgewechselt werden können, eine weitere wesentliche Vereinfachung für die Patienten dar (s. Tabelle S. 80). Insbesondere kann man sein(e) Insulin(e) immer spritzfertig mit sich führen und hat es überdies leichter, die gewünschte Insulindosis exakt abzumessen.

Auch Pen-Nadeln können unbedenklich mehrfach verwenden werden, da dem Insulin desinfizierende Zusatzstoffe beigemischt sind. Öfters als 3- bis 4-mal ist es jedoch nicht empfehlenswert, da bereits nach 2- bis 3-maligem Gebrauch die Nadelspitzen Beschädigungen aufweisen und dann zu schmerzhaften Injektionen führen können.

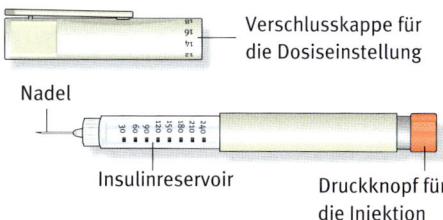

Verschlusskappe für die Dosiseinstellung

Nadel

Insulinreservoir

Druckknopf für die Injektion

Tabelle Insulin-Pens (Stand: August 2000)

Firma	Name	Dosis-schritte	Einheiten pro Patrone
Aventis	OptiPen 1	1	300
	OptiPen 2	2	300
	OptiPen Starlet 1	1	300
	OptiPen Starlet 2	2	300
	OptiPen Pro 1	1	300
	OptiPen Pro 2	2	300
	OptiSet	2	300
Berlin-Chemie	BerliPen 301	2	300
	BerliPen 302	2	300
Becton-Dickinson	BD Pen mini	0,5	150
	BD Pen Classic 1,5 ml	1	300
	BD Pen Classic 3 ml	2	300
	BD Pen Ultra 1,5 ml	1	150
	BD Pen Ultra 3 ml	2	300
Disetronic	D Pen 10 (U 100)	1	315
	D Pen 12,5 (U 40)	0,5	315
	D Pen 25 (U 40)	1	315
Lilly	Autopen 1,5 ml	1	150
	Autopen 3 ml	2	300
	Diapen 1	1	150
	Diapen 2	2	300
	HumaPen Ergo	1	300
	Humaject	2	300
NovoNordisk	NovoPen 1,5	1	150
	NovoPen 3	1	300
	NovoPen 3 Demi	0,5	300
	Innovo	1	300
	NovoLet 1,5	1	150
	Novolet 3	2	300
	Flexfen	1	300
	Innolet	1	300
	InDuo	1	300

Was ist bei der Injektion mit dem Pen zu beachten?

▶ Vor jeder Injektion mit dem Pen eine Funktionsprüfung mit 1–2 Einheiten machen.

▶ Den Pen mit Verzögerungsinsulin vor der Injektion mindestens 20-mal hin- und herkippen.

▶ Evtl. Luftblasen in der Penpatrone entfernen. Pen senkrecht mit der Nadelspitze nach oben halten, gegen die Penpatronen klopfen, so dass die Luftblase nach oben steigt, und jetzt die Luftblase mit einigen Einheiten aus der Patrone spritzen.

▶ Sollte der Pen nicht funktionieren, denken Sie daran, dass die Konzentration der Peninsuline immer U 100 ist – besorgen Sie sich für solche Notfälle eine U-100-Spritze.

▨ Verschiedene Nadellängen

Heute stehen bei den Insulinspritzen und bei den Pen-Nadeln verschiedene Nadellängen zur Verfügung. Die üblichen Nadellängen von 12 mm können in der Regel von normalgewichtigen bzw. übergewichtigen Patienten verwendet werden. Für sehr schlanke Menschen sind Nadellängen von 5, 6, 8 und 10 mm erhältlich. Nadellängen von 5–6 mm sollten allerdings nur von Kindern oder sehr schlanken Personen verwendet werden.

▨ Wohin soll ich spritzen?

Gespritzt wird in das Fettgewebe unter der Haut, nicht in einen Muskel. Dazu hebt man mit einer Hand eine Haut-Fett-Falte ab, mit der anderen sticht man die Nadelspitze durch die Haut – senkrecht bei kurzen Nadeln (11 mm), schräg bei längeren. Nach dem Spritzen wartet man noch einige Sekunden, bis sich das Insulin im Gewebe verteilt hat, bevor man die Nadel herauszieht. Wenn die Hand nicht gerade schmutzig ist, braucht man vorher die Einstichstelle nicht mit Alkohol zu reinigen.

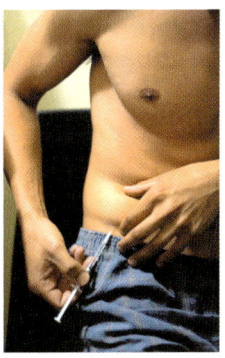

So spritzt man in das Unterhautfettgewebe.

81

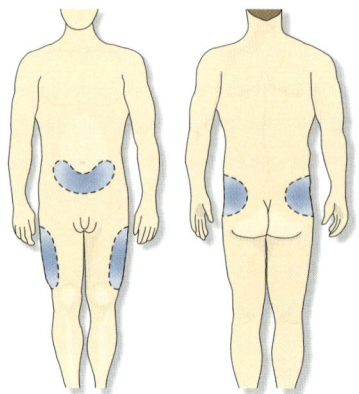

Die Spritzstellen an Oberschenkel, Gesäß und Bauch sollen nach einem gewissen Plan gewechselt werden. So kann man z. B. immer einen Fingerbreit »weiterwandern«. Am schnellsten gelangt das Insulin aus Bauchspritzstellen ins Blut, langsamer aus Spritzstellen am Gesäß, am langsamsten aus dem Oberschenkel. Für eine täglich möglichst gleich bleibende Wirkung des Insulins erscheint es daher sinnvoll, wenn die gleichen Spritzareale täglich zur gleichen Tageszeit benutzt werden, beispielsweise am Morgen das Bauchareal und abends bzw. vor dem Zubettgehen die Oberschenkel bzw. das Gesäß. Man muss aber davon ausgehen, dass die Aufnahme des Insulins in das Blut von Tag zu Tag ein wenig schwanken kann, ganz zu schweigen von der sich immer etwas ändernden Ausgangslage des Stoffwechsels.

Bevorzugen Sie diese Einspritzstellen.

Spritzstellen am Oberarm – obwohl oft benutzt – sind nicht zu empfehlen, weil dort allzu leicht das Insulin versehentlich zu tief in den Muskel gespritzt wird und dann das Insulin rascher als erwartet wirkt.

Auch Angehörige sollten in Notsituationen Insulin spritzen können!

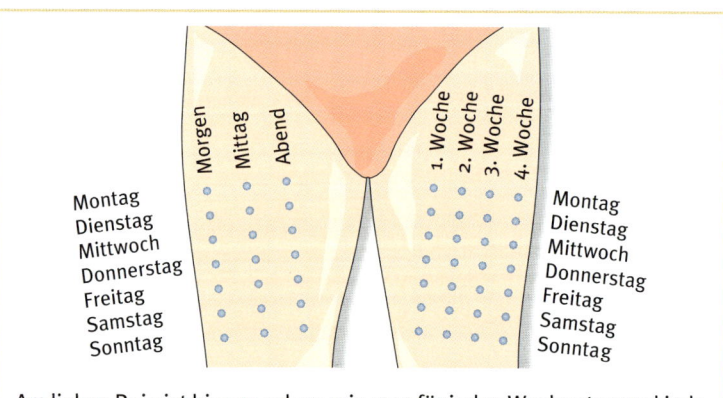

Am linken Bein ist hier zu sehen, wie man für jeden Wochentag und jede Tageszeit eine Einstichstelle planmäßig reserviert. Das rechte Bein zeigt einen Plan für vier Wochen, allerdings nur einmal am Tag. Weitere Spritzen müssten woanders hin.

Wissenswertes rund um die Insulininjektion

▶ Entsteht nach dem Spritzen an der Injektionsstelle eine Quaddel, ist das Insulin nicht ins Unterhautfettgewebe, sondern nur in die Lederhaut gelangt – der Einstichwinkel war zu flach. Stechen Sie bei der nächsten Spritze senkrecht in die Haut.

▶ Nach erfolgter Einspritzung mit der Nadel noch ca. 10 Sekunden warten, bis sich das Insulin im Gewebe verteilt hat, dann erst die Nadel herausziehen. Damit umgeht man auch das Problem, dass nach der Injektion ein kleiner Blutstropfen an der Hautoberfläche austritt. Keinesfalls aber sollte man wegen eines solchen an sich harmlosen Blutstropfens Insulin nachspritzen, nur weil man fürchtet, zu wenig Insulin gespritzt zu haben.

▶ In seltenen Fällen kann es an den Spritzstellen zu Fettgewebsschwund (Dellen) kommen. Das ist an sich harmlos, kann aber zu Verhärtungen führen. Daher Spritzstellen häufiger wechseln!

▶ Spritzen Sie nicht in solche Verhärtungen oder in Narben, das Insulin kann aus diesem Gewebe nur sehr schlecht ins Blut aufgenommen werden.

▶ Besonders Frauen neigen zu »blauen Äderchen« an den Oberschenkeln. Diese Stellen sollten Sie beim ebenfalls Spritzen umgehen, wenn Sie blaue Flecke vermeiden wollen.

▶ Wärme (z. B. ein heißes Bad, Sonnenbaden, Sauna, langes Reiben der Injektionsstelle) kann die Insulinaufnahme ins Blut beschleunigen. Sie müssen dann mit einer schnelleren, verstärkten Insulinwirkung rechnen. In besonderen Situationen, bei hohen Blutzuckerwerten oder bei einem Restaurantbesuch, können Sie gezielt eine schnellere Insulinresorption z. B. durch Reiben erzeugen. Kälte wirkt entgegengesetzt, die Insulinresorption wird verlangsamt.

Die Insulinwirkung kann in gewissem Umfang beeinflusst werden.

Insulinpumpen

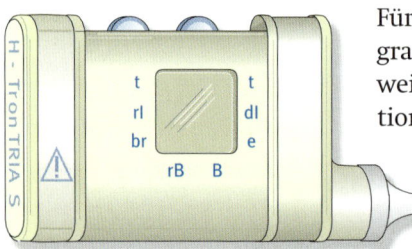

Für viele Patienten bedeutet die Verwendung der programmierbaren Pumpen einen echten Fortschritt, weil sich das Insulin damit wesentlich feiner und funktioneller dosieren lässt, auch wenn diese Geräte nach wie vor nicht »denken« und den Blutzucker messen können und der Diabetiker selbst diesen Part übernehmen muss.

Tragbare Insulin-pumpe

Die derzeit in der ambulanten Behandlung von Diabetikern gebräuchlichen »Pumpen« werden am einfachsten als batteriebetriebene, elektronisch gesteuerte Präzisionsgeräte beschrieben, mit deren Hilfe versucht wird, das Insulin bedarfsgerechter über den Tag zu verteilen. Auf diesem Weg soll eine Verbesserung der Diabeteseinstellung erreicht werden.

■ Wie funktioniert eine Insulinpumpe?

Pumpen verfügen über Alarm-einrichtungen, die den Patienten schützen.

Über einen dünnen Plastikschlauch mit einer eingeschweißten Nadel gelangt das Insulin wie beim Spritzen in das Unterhautfettgewebe. Die Nadel kann vom Patienten, z. B. beim Schwimmen oder Duschen, entfernt und anschließend neu platziert werden. Eine Insulinpatrone enthält je nach Insulinkonzentration zwischen 126 I.E. (U 40) und 315 I.E. (U 100) Normalinsulin (z. B. H-Tronin 100). Humalog und Novo Rapid stehen auch in der Pumpe nur als U-100-Insulin zur Verfügung. Alle besitzen bestimmte Alarmeinrichtungen, z.B. wenn der Katheter verstopft oder die Batterie nicht ausreichend geladen sein sollte. Auch gegen eine nicht gewollte Insulinabgabe ist der Patient geschützt. Je nach Pumpenmodell kostet ein Gerät um die 3 000,– Euro.

Das Besondere an der Pumpenbehandlung

Anders als die Insulinspritze gibt die Pumpe das Normalinsulin zur Grundversorgung in kleinen Schüben regelmäßig ab. Um den zusätzlichen Bedarf nach den Hauptmahlzeiten zu decken, ruft der Patient dazu jedesmal eine Extradosis per Knopfdruck ab. Zusammenfassend gesagt ist die Pumpe also nichts anderes als ein Insulindosiergerät, mit dem der Diabetiker die Insulinzufuhr unschwer auf seinen ganz persönlichen Bedarf abstimmen kann. Allerdings muss das Gerät Tag und Nacht getragen werden, eine »vollautomatische« Regelung des Blutzuckers und der Insulinzufuhr mit Hilfe einer gleichzeitigen kontinuierlichen Blutzuckermessung ist zur Zeit noch nicht möglich. Ganz besondere Bedeutung hat auch die rechtzeitige Acetonmessung im Urin (s. S. 107).

Bei der Suche nach der optimalen Einstellung der Pumpe kann es vorübergehend zu leichten Unterzuckerungen kommen.

Kann es mit der Pumpe Probleme geben?

Die Behandlung mit einer Insulinpumpe ist nicht gefährlicher als die mit Spritzen. Die meisten Patienten erreichen mit der genauen Dosierung der Pumpe eine bessere Verteilung des Insulins und damit eine bessere Einstellung des Stoffwechsels. Sie nimmt Ihnen allerdings die Aufgabe nicht ab, täglich drei- bis viermal den Blutzucker zu messen. Sehr selten sind technische Fehler als Ursache von Entgleisungen möglich.

Regelmäßige Blutzuckermessungen sind immer noch nötig.

Im Gegensatz zum Insulinspritzen kommt es beim Herausrutschen der Nadel oder des Katheters (was eine Unterbrechung der Insulinzufuhr bedeutet) aber zu einem sehr raschen Blutzuckeranstieg, zu einer hyperglykämischen Entgleisung, da der Pumpenpatient nur ein sehr kleines Insulindepot unter der Haut hat. Dies tritt relativ selten auf und kann vom Patienten schnell durch kleine zusätzliche Insulingaben ausgeglichen werden.

85

Bei einigen Patienten kann es zu Hautreaktionen und Entzündungen an der Stelle der Metallnadel oder zu einer Pflasterallergie kommen, meist können diese Komplikationen jedoch durch Verwendung von Plastiknadeln bzw. eines anderen Pflasters beseitigt werden. Richtige Infektionen an der Einstichstelle sind relativ selten und treten meist bei zu langer Verweildauer der Nadeln auf.

■ Für wenn ist eine Insulinpumpe geeignet?

Durch die bessere Stoffwechselführung können Folgeschäden im Frühstadium noch behoben werden

Am besten eignen sich alle diejenigen Patienten, die bereits eine intensivierte Insulintherapie durchführen, jedoch eine weitere Verbesserung der Blutzuckereinstellung und noch mehr Flexibilität wünschen. Besonders profitieren können Menschen mit unregelmäßigem Tagesablauf sowie Diabetiker mit ausgeprägtem Dawn-Phänomen (Unterzuckerung am frühen Morgen). In letzterem Fall kann man durch die programmierte Hochregulierung der Basalrate während des Schlafs, z. B. um 3 Uhr morgens, praktisch einen normalen Nüchternblutzucker erreichen.

■ Sind Insulinpumpen alltagstauglich?

Sie sind nicht unbedingt von der Pumpe abhängig. Die Anwendung kann jederzeit unterbrochen und durch eine intensivierte Insulintherapie mit Spritzen fortgeführt werden. Die »Pumpenpause« kann wenige Stunden oder auch Tage und Wochen dauern. Pumpe und Spritzen können sich sinnvoll ergänzen.

Die meisten Sportarten sind erlaubt, ohne dass die Pumpe abgelegt werden muss. Einige Pumpenmodelle sind wasserdicht und können sogar beim Duschen und Baden getragen werden. Beim Schlafen liegt die Pumpe neben dem Schlafenden oder wird locker mit dem Tragegurt befestigt.

Wenn Sie verreisen, sollten Sie sich das Attest (s. S. 87) für Pumpenträger von Ihrem Arzt ausfüllen lassen und stets bei sich tragen.

Ärztliches Attest

Herr/Frau . . . ., geb. am . . . . ,

hat Diabetes mellitus und wird mit einer Pumpe, die dem Körper das lebenswichtige Hormon Insulin kontinuierlich zuführt, behandelt. Batterien, Insulinampullen, Katheter, Blut- und Harnzuckerteststreifen zur Selbstkontrolle, ein Blutzuckermessgerät – sowie Insulinspritzen für den Fall eines Insulinpumpendefekts – muss

Herr/Frau . . . .

auf Reisen immer mit sich führen.

Auf Reisen ins Ausland ist es sinnvoll, ein Attest mit sich zu führen, das auf die Verwendung der Insulinpumpe hinweist.

Eignet sich eine Insulinpumpe auch für mich?

Wenn Sie daran denken, eine Pumpentherapie zu beginnen, sollten Sie sich über folgende Punkte im Klaren sein:

Insulinpumpen sind nichts für Anfänger!

▶ Insulinpumpen können einerseits die Behandlung erleichtern, erfordern aber andererseits eine Menge Mitarbeit und Selbstverantwortung vom Patienten.

▶ Sie sollten die Grundprinzipien der Selbstkontrolle und Insulindosisanpassung bei intensivierter Insulinbehandlung bereits vorher beherrschen.

▶ Ein lang dauernde Stoffwechselverbesserung wird mit den zur Verfügung stehenden Pumpen auf sicherem Wege nur dann erreicht, wenn neben der Motivation und eigenverantwortlichen Mitarbeit des Patienten folgende Bedingungen gegeben sind:

  – Behandlung durch ein in dieser Therapie erfahrenes Team mit der Möglichkeit einer Notfallbehandlung.

  – Sorgfältiges Training in Programmierung, Bedienung und Handhabung der Pumpe im Rahmen eines Trainingsprogrammes.

  – Regelmäßige Blutzucker-Selbstkontrollen mit Protokollierung sowie ggf. Acetonmessungen.

Insulinbehandlung bei Typ-2-Diabetes

Unterhalb der Ebene der intensivierten Insulintherapie, die der Typ-1-Diabetiker anwenden muss, gibt es viele weitere Behandlungsmöglichkeiten mit Insulin für den Typ-2-Diabetiker. Das Spektrum reicht von einer 4-Spritzen-Therapie mit Blutzucker-Selbstkontrollen ähnlich einer intensivierten Insulintherapie, aber ohne große Insulindosisanpassung, bis zur einmal täglichen Insulininjektion. Natürlich muss hier die Ernährung wesentlich stärker auf die Insulintherapie abgestimmt sein. Sport und körperliche Aktivitäten sind zusätzlich zu berücksichtigen.

Insulinspiegel
nur mit Tabletten

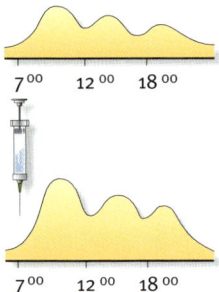

7 ⁰⁰   12 ⁰⁰   18 ⁰⁰

7 ⁰⁰   12 ⁰⁰   18 ⁰⁰

Insulinspiegel
nach Insulingabe

Die Insulinproduktion bei Typ-2-Diabetikern lässt nach und kann durch Spritzen wieder angehoben werden.

▨ Warum und ab wann müssen auch Typ-2-Diabetiker spritzen?

Beim Typ-2-Diabetes nimmt die Insulinproduktion in der Bauchspeicheldrüse über die Jahre meist so weit ab, dass die Behandlung mit Ernährung und Blutzucker senkenden Tabletten nicht mehr ausreichend wirksam ist. Die Liste der eindeutigen Anzeichen für Insulinbedürftigkeit bei oder trotz Typ-2-Diabetes wurde bereits im Kapitel über die Blutzucker senkenden Tabletten aufgeführt (S. 70).

Zwei Alternativen der Behandlung kommen in Betracht:
- ▶ die Kombinationsbehandlung mit Blutzucker senkenden Tabletten und Insulin,
- ▶ die alleinige Behandlung mit Insulin.

Was im Einzelfall das Richtige ist, muss natürlich der behandelnde Arzt gemeinsam mit dem Patienten entscheiden. Heute wird gerade bei Typ-2-Diabetes eine maßgeschneiderte, individuelle Therapie angestrebt. Entscheidend ist ein gutes Einstellungsergebnis mit entsprechenden HbA_{1c}-Werten und dass die Therapie für den Patienten im Alltag praktikabel ist. Beide Möglichkeiten werden im Folgenden erklärt.

88

Kombination von Blutzucker senkenden Tabletten mit Insulin

Dieses Konzept sieht eine möglichst niedrig dosierte Insulinbehandlung vor unter Fortführung der bisherigen Behandlung mit Sulfonylharnstoffen bzw. anderen Blutzucker senkenden Tabletten. Durch die Wirkung der Sulfonylharnstoffe kann die noch bestehende körpereigene Insulinproduktion vorteilhaft genutzt werden. Der trotzdem verbleibende Mangel an Insulin wird durch zusätzliche Behandlung mit geringen Insulindosen ausgeglichen.

Drei Möglichkeiten haben sich herauskristallisiert:

▶ Die Gabe von Glargin- oder von NPH-Verzögerungsinsulin vor dem Schlafengehen, wenn vorrangig die morgendlichen Nüchternblutzucker unbefriedigend hoch sind.

▶ Die Verabreichung von wenigen Einheiten Normalinsulin bzw. Humalog oder Novo Rapid zum Ausgleich eines Mangels an Mahlzeiteninsulin.

▶ Die morgendliche Gabe eines NPH-Mischinsulins (mit fixem Normalinsulinanteil von 25–50 %), wenn vor allem die Blutzuckerwerte vormittags und mittags erhöht sind; oft ist gleichzeitig die Gabe eines NPH-Mischinsulins vor dem Abendessen notwendig, wenn die Blutzuckerwerte abends und nachts hoch sind.

Ganz wichtig ist, dass mit kleinen Insulindosen von 4 bis 6 Einheiten pro Tag begonnen werden muss, da sonst die Behandlung nicht erfolgreich ist. Notwendige Steigerungen der Insulindosen sollen langsam erfolgen – erst nach mehreren Tagen und nur in Schritten von jeweils 2 Einheiten. Wie für alle Formen der Insulintherapie geht es auch hier um die Vermeidung von Unterzuckerungen und einer unerwünschten Gewichtszunahme.

Bei den Tabletten wurden früher fast ausschließlich Sulfonylharnstoffe eingesetzt, heute immer mehr auch Metformin oder Acarbose, zum Teil in Kombination mit Sulfonylharnstoff. Die Devise lautet auch hier: Maximierung der Wirksamkeit, Minimierung von Nebenwirkungen, individuelle Therapie unter Berücksichtigung des hauptsächlichen Stoffwechselproblems.

89

■ Die alleinige Behandlung mit Insulin

Diese Behandlungsform versucht, zusätzlich zur richtigen Ernährung den Diabetes allein mit Hilfe von Insulinspritzen gut einzustellen.

Schnell wirksames Insulin vor dem Essen

Immer mehr Menschen mit Typ-2-Diabetes entscheiden sich dafür, vor dem Essen ein schnell wirksames Insulin zu spritzen. Es ist eine Alternative zur herkömmlichen konventionellen Insulinbehandlung mit Kombinationsinsulin, bei der es erforderlich ist, das Essen und die Lebensweise dem Insulinwirkverlauf anzupassen (starrer Lebensrhythmus).

Ist noch genügend eigenes Insulin vorhanden, so ist nur eine Injektion von einem schnell wirkenden Insulin vor den Mahlzeiten erforderlich. Auf diese Weise entlasten Sie die Beta-Zellen. Der Vorteil dieser Therapie liegt darin, dass die Menschen mit Diabetes

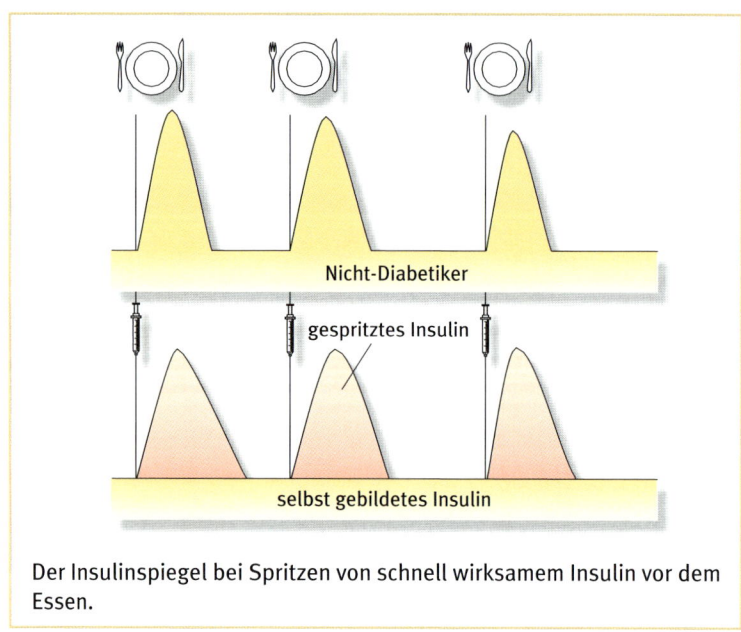

Der Insulinspiegel bei Spritzen von schnell wirksamem Insulin vor dem Essen.

wesentlich mehr Freiheiten bezüglich der BE-Menge und des Zeitpunkts der Mahlzeiten haben. Außerdem sind je nach verwendetem Insulin keine Zwischenmahlzeiten mehr erforderlich. Dies, aber auch das komplette Auslassen von Mahlzeiten, ohne Hypoglykämien zu provozieren, kann eine evtl. erforderliche Gewichtsreduktion erleichtern. Ein weiterer Vorteil ist die Möglichkeit, die Insulindosis an den gewünschten Tagesablauf, z. B. an körperliche Aktivität, anzupassen. Diese Therapieform bietet die Möglichkeit einer besseren Stoffwechseleinstellung und steigert die Lebensqualität, da sie mehr Unabhängigkeit und Flexibilität ermöglicht.

Einziger Nachteil für die Patienten sind die häufigeren Injektionen – die aber dank der modernen Insulinpens sehr schnell und einfach durchzuführen sind.

Nimmt die Insulinsekretion weiter ab, wird zusätzlich eine Injektion von Verzögerungsinsulin vor dem Schlafengehen (Glargin- oder NPH-Insulin) erforderlich, um den Nüchternblutzucker zu normalisieren.

Die 2-Spritzen-Therapie

Dazu wird ein Mischinsulin vor dem Frühstück, häufig auch vor dem Abendessen gespritzt, wenn am Abend und nachts die Blutzuckerwerte zu hoch liegen. Eine gute Insulinbehandlung muss auf möglichst gleichmäßig gute Blutzuckerwerte abzielen und Unterzuckerungen vermeiden.

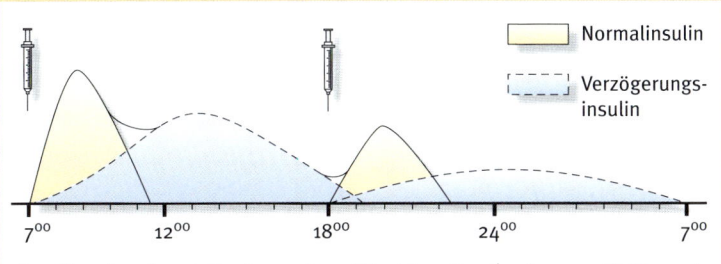

Insulinspiegel nach Spritzen eines Mischinsulins (25 bzw. 30 % Normalinsulin, 70 bzw. 75 % NPH-Insulin) morgens vor dem Frühstück und vor dem Abendessen.

91

Meist werden fertige Mischungen aus 25 bzw. 30 Prozent Normalinsulin und 70 bzw. 75 Prozent NPH-Insulin verwendet, mit denen
jedoch keine flexible Insulinanpassung möglich ist, d. h. Essenszeiten und BE-Mengen müssen wie vorgegeben eingehalten werden. Mischungen mit Humalog oder Novo Rapid können ebenfalls
eingesetzt werden. Infolge des großen Verzögerungsinsulinanteils
muss man sich tagsüber mit den Mahlzeiten unbedingt nach dem
Wirkungsprofil des Insulins richten, d. h. man muss alle 2 bis 3
Stunden Kohlenhydrate essen, um Hypoglykämien zu vermeiden.

Die 3-Spritzen-Therapie

Selbst mit zwei Insulinspritzen lässt sich bei einer Reihe von Typ-
2-Diabetikern der Diabetes nicht ausreichend einstellen; sie müssen dann dreimal am Tag spritzen. Morgens wird eine freie
Mischung von Normalinsulin und Verzögerungsinsulin gegeben,
vor dem Abendessen Normalinsulin und vor dem Schlafengehen
Verzögerungsinsulin. Diese Therapie ist insbesondere erfolgreich
zur Senkung erhöhter Nüchternblutzucker.

Allerdings engt auch dieses Konzept tagsüber die Flexibilität der
Nahrungsaufnahme ein. Werden die Essenszeiten und Kohlenhy-
dratmengen nicht einigermaßen exakt eingehalten, können
Unterzuckerungen insbesondere am späten Vormittag auftreten.

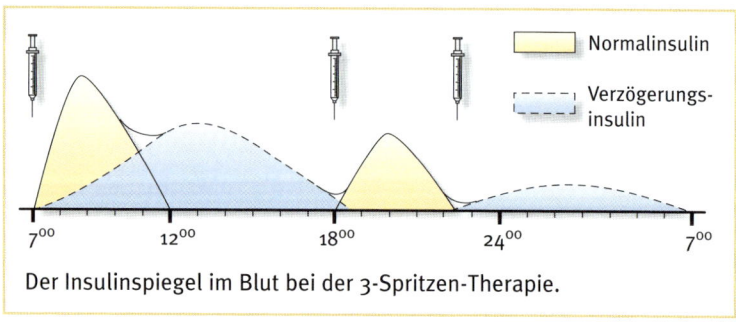

Der Insulinspiegel im Blut bei der 3-Spritzen-Therapie.

Abstimmung von Spritzen und Mahlzeiten

Es ist eine Binsenweisheit, dass das gespritzte Insulin und die Mahlzeiten aufeinander abgestimmt sein müssen, insbesondere bei kohlenhydrathaltigen Nahrungsmitteln, die den Blutzuckerspiegel erhöhen. Die nachfolgende Abbildung verdeutlicht, wie der Wirkablauf des gespritzten Insulins eine regelmäßige Zufuhr von entsprechenden Kohlenhydraten (Broteinheiten = BE) notwendig macht.

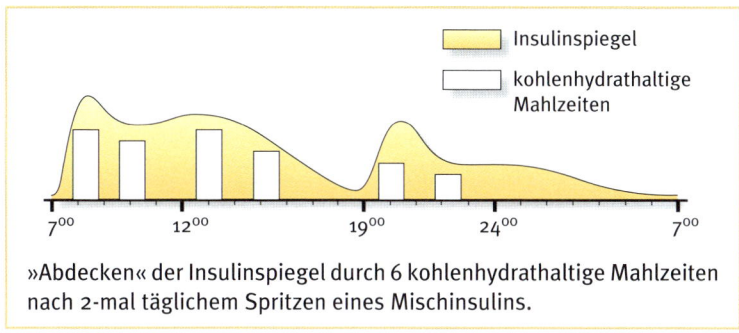

»Abdecken« der Insulinspiegel durch 6 kohlenhydrathaltige Mahlzeiten nach 2-mal täglichem Spritzen eines Mischinsulins.

Diabetiker, deren Aktivitäten in Beruf, Familie oder Sport täglich starken Schwankungen unterliegen, kommen mit ihrer Mahlzeitenabstimmung bei der 2-Spritzen-Therapie besonders häufig in Schwierigkeiten. Hier sollte auf eine prandiale Insulintherapie (schnell wirkendes Insulin vor dem Essen) umgestellt werden.

Auch das flexible Anpassen des Insulins erspart nicht die Notwendigkeit, die vorgegebenen Zeiten für das Insulinspritzen und das Essen einigermaßen einzuhalten. Auch der richtige Abstand zwischen der Spritze und der darauf folgenden Mahlzeit ist wichtig. Erfahrungsgemäß wird dieser meist zu kurz gewählt.

Häufiges Variieren der Spritzzeiten bringt Nachteile für eine gleichmäßig stabile Stoffwechseleinstellung – das Insulinspritzen (und natürlich auch das anschließende Essen) sollte nicht mehr als eine bis maximal eineinhalb Stunden hinausgeschoben werden. Bei Verschieben einer Insulinspritze um 1 bis 2 Stunden (z. B. bei Tagesausflügen oder Theaterbesuchen) sollte unter Umständen auch die nächstfolgende ein wenig mitverschoben werden.

Ambulante oder stationäre Einstellung?

Bei ambulanter Einstellung muss die notwendige Schulung unbedingt gewährleistet sein.

Eine Ersteinstellung auf Insulin im Krankenhaus hat durchaus Vorteile, da man dort unter Beobachtung z. B. die Warnzeichen einer Unterzuckerreaktion und andere Nebenwirkungen einer Insulinbehandlung richtig deuten lernt und für zu Hause die richtigen Gegenmaßnahmen einüben kann.

Das Erlernen der richtigen Spritztechnik unter Aufsicht von geschultem Personal ist besonders wichtig. Gleiches gilt natürlich für Hilfspersonen, die bei älteren oder behinderten Diabetikern die Insulininjektionen vornehmen. Im Übrigen soll jeder Diabetiker lernen, sein Insulin selbst zu spritzen, damit er von fremder Hilfe unabhängig ist.

Die Anpassung der Insulindosis

Oft ist es erforderlich, die Insulindosis zu Hause selbstständig anzupassen, z. B. bei zu niedrigen und zu hohen Blutzuckerwerten Dies ist aber nur möglich, wenn Sie die vorgesehenen täglichen Selbstkontrollen (vorrangig Blutzucker) regelmäßig durchführen.

Wann muss man die Insulindosis senken?

Nach einer Unterzuckerung sollten Sie zunächst immer überlegen, warum es zu dieser Unterzuckerung gekommen ist. Mögliche Ursachen dafür sind:

▶ Zu wenig BE (z. B. Zwischenmahlzeit vergessen)?
▶ Mehr körperliche Bewegung (z. B. Gartenarbeit)?
▶ Alkohol?
▶ Zu viel Insulin (z. B. zu viele Insulineinheiten aufgezogen)?

War keiner dieser Gründe für die Unterzuckerung verantwortlich, spritzen Sie zu viel Insulin und sollten es reduzieren.

▶ Tritt an zwei Tagen nacheinander eine Unterzuckerung tagsüber auf, so sollte das morgendliche Insulin am dritten Tag um etwa 10 Prozent reduziert werden.

94

▶ Tritt in der Nacht eine Unterzuckerung auf, sollte sofort am nächsten Tag das abendliche Insulin um ca. 10 Prozent reduziert werden.

Außerdem brauchen Sie weniger Insulin,
▶ wenn Sie an Gewicht abnehmen,
▶ wenn Sie sich regelmäßig mehr bewegen (z. B. in den Sommermonaten viel mit dem Fahrrad fahren),
▶ wenn der Blutzucker besser eingestellt ist, denn dann wirkt das Insulin besser!

Beispiel: Unterzuckerung am vormittag bei prandialer Insulintherapie (schnell wirkendes Insulin vor dem Essen)

Insulin:						Selbstkontrolle:				Bemerkungen:
Normal-insulin Ver-zögerungs-insulin	Dat.	morgens	mittags	abends	spät	morgens	mittags	abends	spät	z.B. Unterzucker, genauer Zeitpunkt
	Mo	12	6	8		90	100	110	130	
	Di	12	6	8		100	150	120	—	9.00 Hypo + 2 BE
	Mi	12	6	8		110	140	110	110	9.10 Hypo + 2 BE
	Do	10	6	8		100	110	120	—	

Bei einer Diabetikerin ist an zwei Tagen jeweils vormittags eine Unterzuckerung aufgetreten. Sie spritzt morgens, mittags und zum Abendessen Normalinsulin. Obwohl sie ausreichend »Ursachenforschung« betrieben hat, kann sie keine Gründe für die aufgetretenen Unterzuckerungen finden.

Um weitere Unterzuckerungen zu vermeiden, vermindert sie am nächsten Morgen das Normalinsulin um 2 Einheiten, da dieses für die Unterzuckerung am frühen Vormittag verantwortlich ist.

Am nächsten Tag tritt keine Unterzuckerung mehr auf und die Blutzuckerwerte liegen nach verminderter Insulindosis im »normalen« Bereich.

95

Wann muss man die Dosis erhöhen?

Wenn Sie erhöhte Blutzuckerwerte messen, obwohl Sie Ihre BE-Verteilung eingehalten und richtig gespritzt haben, fehlt Ihnen Insulin. In folgenden Situationen kann der Blutzucker ansteigen, so dass Sie mehr Insulin benötigen (meist vorübergehend):

▶ generell weniger Bewegung (z. B. Fuß verstaucht, Liegen)
▶ Infektion, Operation, Krankheit
▶ Medikamente wie Kortison o. ä.
▶ Gewichtszunahme (nicht wünschenswert!)

Ihren Insulinbedarf sollten Sie also erhöhen:

▶ Messen Sie an zwei Tagen nacheinander tagsüber erhöhte Blutzuckerwerte, so sollte am dritten Tag das morgendliche Insulin um etwa 10 Prozent erhöht werden.
▶ Messen Sie an zwei Tagen nacheinander erhöhte Nüchternwerte (Blutzuckeranstieg über Nacht), sollte das abendliche Insulin vorsichtig um ca. 10 Prozent erhöht werden.

Fallen die oben genannten Ursachen wieder weg, sind Sie z. B. nach einer Erkrankung völlig genesen, so muss das Insulin zügig reduziert werden.

Beispiel: Erhöhte Blutzuckerwerte am Abend bei 2-Spritzen-Therapie

Insulin:		morgens	mittags	abends	spät	morgens	mittags	abends	spät	Selbstkontrolle:	Bemerkungen:
Normal-insulin / Ver-zögerungs-insulin	Dat.										z.B. Unterzucker, genauer Zeitpunkt
	Mo	26		20		120		140			
	Di	26		20		130		200			
	Mi	26		20		140		220			
	Do	28		20		120		140			

Ein Diabetiker, der morgens und abends eine feste Insulinmischung spritzt, misst an zwei Tagen vor dem Abendessen erhöhte Blutzuckerwerte.

Natürlich überlegt er nun, was die erhöhten Blutzuckerwerte vor dem Abendessen hervorgerufen haben könnte. War z. B. die Bewegung am Nachmittag weniger intensiv als an den anderen Tagen oder hatte er sich bei der BE-Menge verschätzt?

Er findet keine Gründe für die erhöhten Blutzuckerwerte und erhöht seine feste Insulinmischung morgens um 2 Einheiten. Am nächsten Tag haben sich die Blutzuckerwerte vor dem Abendessen normalisiert.

> **Bitte sprechen Sie eine Erhöhung Ihrer Insulindosis zunächst immer mit Ihrem behandelnden Arzt ab!**

Wenn der Zucker trotzdem steigt

Was ist zu tun, wenn das Einstellungsziel nicht erreicht wird, obwohl eigentlich eine richtige und sachgemäße Therapie durchgeführt wird?

Die weitaus häufigste Ursache ist das Übergewicht und der damit oft verbundene Bewegungsmangel. Auch spielen gelegentlich Infektionen oder selten die Erkrankung anderer Drüsen der inneren Sekretion eine Rolle, aber auch Spritzfehler, die Einwirkung anderer Medikamente und Stress. Durch geeignete Maßnahmen gelingt es im Allgemeinen fast immer, die Ansprechbarkeit auf das Insulin wiederherzustellen und die Stoffwechselsituation in den Griff zu bekommen.

Der ständig steigende Blutzucker ist also mehr ein Warnzeichen, etwas zu unternehmen und den Patienten auf Zweiterkrankungen und Komplikationen oder andere Besonderheiten zu untersuchen. Dass es besonders instabile Diabetesfälle und auch chronisch insulinresistente Zuckerkranke gibt, ist aber unbestritten.

Hoffnungen auf neue
Behandlungsmöglichkeiten

Automatische Blutzuckermessung

Seit langem besteht der Wunsch, die zum Teil lästigen Blutzucker-Selbstkontrollen mit Teststreifen durch so genannte Glukosesensoren (»Blutzucker-Uhr«, »Zuckerfühler«) zu ersetzen.

Einer automatischen Blutzuckermessung ist man mit der Mikrodialysetechnik, bei der die Spitze des Blutzuckerfühlers gespült wird, schon sehr nahe gekommen. Mit dieser neuen Technologie kann der Blutzucker fortwährend automatisch über zwei bis drei Tage gemessen werde – allerdings unter Überwachung in der Klinik. Damit lassen sich besser und schneller erfolgreiche Therapiekonzepte entwickeln, selbst bei Diabetikern ohne Insulinbehandlung, und Krankenhausaufenthalte abkürzen bzw. zukünftig vermeiden.

Eine unblutige Blutzuckermessung gelingt prinzipiell durch Lichtspektrenmessung im nahen Infrarotbereich. Mehrere methodische Ansätze befinden sich in experimenteller Erprobung, sind aber noch zu störanfällig.

Von einer völlig automatischen Blutzuckerregelung sind wir jedoch noch weit entfernt. Als neue Entwicklung bahnt sich eine mögliche Implantation von Insulindosierungsgeräten an.

Inhalatives Insulin

Insulin zum Inhalieren ist derzeit in Erprobung und wirkt ähnlich schnell wie die schnell wirksamen Analogen. Eine Zulassung wird jedoch nicht vor 2004 erfolgen.

Mit dem Diabetes leben

Mitarbeit und Mitverantwortung bei der Diabeteseinstellung sollten bei Diabetikern selbstverständlich sein – denn je mehr Sie über Ihren Diabetes wissen, desto besser können Sie mit ihm leben lernen.

Vom Nutzen einer guten Einstellung

Diabeteseinstellung ohne Selbstkontrolle heißt Seefahrt ohne Kompass!

Die überragende Bedeutung einer guten Diabeteseinstellung für normale Lebensaussichten gilt heute als gesichert. Für das Erreichen dieses Ziels müssen die Blutzucker-, Blutdruck- und Blutfettwerte weitgehend normalisiert werden. Die Tabelle gibt über solche Richtwerte Auskunft. Im Einzelnen sollten aber die individuellen Therapieziele und -wünsche mit dem Arzt besprochen und im Gesundheits-Pass Diabetes schriftlich festgehalten werden. Das Auftreten schwerer Unterzuckerungen kann das Anheben der Blutzuckerziele erforderlich machen, ganz besonders, wenn die Hypoglykämien kaum oder nicht wahrgenommen werden. Gleiches gilt für das Vorliegen einer schweren Herzkrankheit oder fortgeschrittener Augenhintergrunds-Veränderungen.

Für ältere Typ-2-Diabetiker gelten oftmals besondere Therapieziele, so kann z.B. das Erreichen von »Harnzuckerfreiheit« zur Beseitigung diabetesspezifischer Symptome ausreichend sein.

Tabelle So sieht eine gute Stoffwechseleinstellung bei Typ-2-Diabetikern ohne und mit Insulinbehandlung aus!

HbA_{1c}-Wert	unter 7,5 %, besser unter 6,5 %	
Blutzucker vor dem Essen	100–120 mg%	5,56–6,67 mmol/l
Blutzucker nach dem Essen	unter 140 mg%	7,8 mmol/l
Aceton im Urin	negativ	
Harnzuckerausscheidung in 24 Stunden	negativ	
Cholesterin im Serum*	unter 200 mg%	5,20 mmol/l
Neutralfette (Triglyzeride) im Serum	unter 150 mg%	1,65 mmol/l
Mikroalbuminurie (Albumin im Urin)	negativ	
Blutdruck	unter 140/85 mmHg	

* Die Cholesterinwerte richten sich nach bereits eingetretenen Gefäßkomplikationen und sind in bestimmten Grenzen vom Lebensalter abhängig

Was sagt der HbA$_{1c}$-Wert aus?

Der rote Blutfarbstoff Hämoglobin geht in Abhängigkeit von der Blutzuckerhöhe mit dem Traubenzucker (Blutzucker) eine dauerhafte Verbindung ein. Nachdem die roten Blutkörperchen in der Regel drei bis vier Monate im menschlichen Organismus zirkulieren, kann man die Höhe des Zuckerhämoglobins im Verlauf der letzten zwei bis sechs Wochen als eine Art durchschnittlichen Blutzuckerspiegel ansehen. Stoffwechselgesunde überschreiten dabei den Wert von sechs Prozent des gesamten Hämoglobins nicht. Von einer guten Diabeteseinstellung kann man bei Werten unter 7,5 Prozent sprechen. Zur Beurteilung der Einstellung genügen beim Typ-2-Diabetiker ein bis zwei Messungen pro (Halb-)Jahr.

> Der HbA$_{1c}$-Wert ist *der* entscheidende Messwert zur Beurteilung der Diabeteseinstellung

In Ergänzung zum HbA$_{1c}$-Wert kann neuerdings auch die Messung der verzuckerten Eiweiße (Fructosamin-Test) herangezogen werden. Dieser Wert reagiert auf Veränderungen der Diabeteseinstellung schneller und spiegelt in etwa die durchschnittlichen Blutzuckerwerte der letzten acht Tage wider.

Die regelmäßige Selbstkontrolle

Selbstkontrolle ist Ihre Chance, sich trotz Diabetes selbst stark zu machen und bei Arztbesuchen wesentlich fundierter eventuell notwendige grundlegende Therapieveränderungen gemeinsam mit dem Arzt festzulegen. Sie gibt Ihnen die Möglichkeit, schwerwiegende Stoffwechselentgleisungen rasch zu erkennen und rechtzeitig zu handeln, so dass mancher sonst notwendige Krankenhausaufenthalt vermieden wird. Die hierzu nötigen Aufzeichnungen über Ihre Selbstmessungen werden in sog. »Diabetiker-Tagebüchern« festgehalten.

> Beispiel für ein Diabetiker-Tagebuch bei Typ-2-Diabetes

Dat.	Gewicht: in kg	Blutzucker: gemessen 2 Stunden nach den Mahlzeiten			Tabletten: Sulfonyl-Harnstoffe *Amaryl 2 mg*	Bemerkungen: z.B. Erkrankungen, Unterzucker, körperliche Bewegung
		morgens	mittags	abends		
Mo 1.10.		–	135	–	1 – 0 – 0	
Di 2.10.	64			140	1 – 0 – 0	
Mi 3.10.		120	–		1 – 0 – 0	
Do 4.10.		–	125	–	1 – 0 – 0	*Rad gefahren „Hypo"* 2 BE gegessen / 15.00 BZ 50 mg 2 BE
Fr 5.10.	64	–	–	–	1 – 0 – 0	
Sa 6.10.		130	120	125	1 – 0 – 0	
So 7.10.						
HbA$_{1c}$ %					Datum:	

101

Die Frage, wie oft Sie testen sollen, hängt von der Art Ihres Diabetes, von der Therapie sowie von der individuellen Zielsetzung Ihrer Behandlung ab (s. Abbildung):

Behandlung:	Was testen?	Wann testen?	Wie oft testen?
mit Diabetes-Kost	Regelmäßige Selbstkontrolle		
	Blutzucker/ Harnzucker	1–2 Stunden nach dem Frühstück	täglich, mindestens 2–3 x pro Woche
mit Diabetes-Kost und BZ-senkenden Tabletten	Blutzucker/ Harnzucker	1–2 Stunden nach dem Frühstück	täglich, mindestens 2–3 x pro Woche
mit Diabetes-Kost und BZ-senkenden Tabletten plus Insulin	Blutzucker/ Harnzucker	vor der Spritze sowie 1–2 Stunden nach dem Frühstück	täglich
mit Diabetes-Kost und Insulin	Blutzucker	vor jeder Injektion	täglich
	In besonderen Situationen		häufiger
	Blutzucker	bei Krankheit, Fieber bei Muskelarbeit bei Unterzuckeranzeichen	alle 2–3 Std. vor, während, danach
	Aceton	mehrere Testergebnisse BZ ≥ 250 mg/dl	alle 2–3 Std. bis Azetonfreiheit
		sowie bei Krankheit, Fieber, bei Komawarnzeichen	s. Entgleisung

▦ Blutzucker-Selbstkontrolle

Sie schafft die Grundlage für alle Therapieformen, bei der es um möglichst normale Blutzuckerwerte im Alltag geht. Anhand der bei den ärztlichen Kontrollen gemessenen HbA_{1c}-Werte können dann Arzt und Patient unschwer sehen, inwieweit sie diesem Ziel nahe gekommen sind.

Für die Blutzucker-Selbstkontrolle werden meist Messgeräte benutzt. Der Blutzucker lässt sich aber auch ohne Messgerät durch Teststreifen und Farbvergleich bestimmen. Beide Methoden haben bei korrekter Handhabung dieselbe Messgenauigkeit.

Blutzucker-Selbstkontrolle ohne Gerät

Der Haemoglukotest 20–800 ist heute die gebräuchlichste Messmethode ohne Gerät. Sie benötigen dazu einen ausreichend großen Blutstropfen, den Sie auf das gesamte Blutzucker-Teststreifenfeld auftragen.

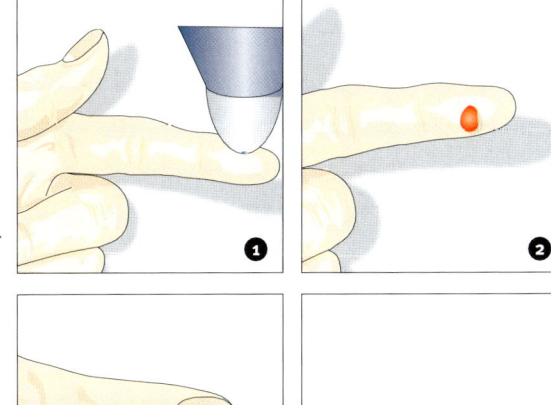

Und so wird's gemacht:

1. Seitlich in die Fingerkuppe stechen. Das tut kaum weh.
2. Einen dicken Blutstropfen austreten lassen.

3. Das Blut auf dem Testfeld abstreifen ...
4. ... und eine Minute auf dem Testfeld lassen.

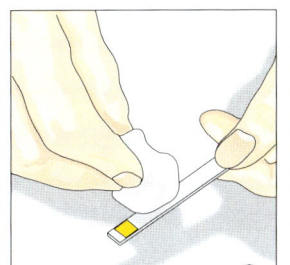
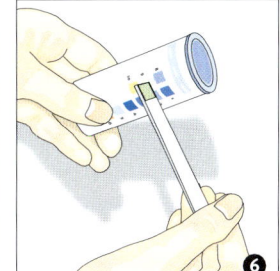

5. Dann das Blut mit dem Tupfer entfernen.
6. Nach einer weiteren Minute den Wert an der Skala ablesen.

103

> ## Tipp
>
> Sie können für die visuelle Blutzuckermessung den Haemo-Gluko-teststreifen der Länge nach auseinander schneiden. Dies hat folgende Vorteile:
>
> ▶ Sie benötigen weniger Blut.
>
> ▶ Sie können auf der Farbskala besser ablesen.
>
> ▶ Sie sparen Teststreifen.

Das Ablesen der Farbe kann jedoch bei Diabetikern, die bereits eine Augenhintergrundsveränderung (Retinopathie) haben, oder bei Menschen, die an einer Farbsehschwäche leiden, zu Schwierigkeiten führen. In diesen medizinisch tatsächlich begründbaren Fällen übernimmt die Krankenversicherung die Kosten für ein Messgerät. Evtl. stellt Ihnen Ihr Arzt ein entsprechendes Attest aus, das Ihnen bei der Kostenübernahme weiterhelfen kann.

Sie sollten immer eine Packung dieser Teststreifen zu Hause haben bzw. mitnehmen, wenn Sie verreisen. Sollte Ihr Blutzuckermessgerät ganz ausfallen oder einmal Werte anzeigen, die für Sie nicht plausibel sind, können Sie jederzeit mit der visuellen Methode eine Vergleichsmessung durchführen.

Die Blutzucker-Selbstkontrolle mit einem Blutzuckermessgerät

Es gibt zwei verschiedene Arten von Blutzuckermessgeräten:

▶ **Reflektometer:** Diese Geräte arbeiten nach dem fotometrischen Verfahren und messen den Blutzucker per Farbumschlag.

▶ **Geräte mit Sensor-Technik:** Diese Technik beruht auf der Messung eines geringen elektrischen Stromes, der durch die biochemische Reaktionen des Blutes auf dem Sensorstreifen entsteht.

Die Messgenauigkeit guter Blutzuckermessgeräte liegt bei 10–15 % Abweichung zum Laborblutzucker.

Bei falscher Handhabung oder unter extremen Bedingungen, wie z. B. sehr niedrige oder hohe Temperaturen, hohe Luftfeuchtigkeit, Messung in größen Höhen (z. B. auf hohen Bergen), kann es zu Fehlmessungen kommen. Viele Blutzuckermessgeräte haben heute Speichermöglichkeiten für die gemessenen Blutzucker-werte, Datum und Uhrzeit, teilweise auch für die BE-Menge, Insu-lindosierung und für besondere »Events« (Vorkommnisse). Einige Firmen bieten für die statistische Auswertung der Daten Compu-terprogramme an. Eine Aufstellung der derzeit gebräuchlichen Blutzucker-Messgeräte zeigt die folgende Tabelle.

Überprüfen Sie regel-mäßig die Genauig-keit Ihres Mess-gerätes bei Ihrem Arzt durch eine Parallelmessung mit einem Laborgerät.

Tabelle Derzeit gebräuchliche Blutzuckermessgeräte (Stand: Januar 2001)

Firma	Gerät	Firma	Gerät
Bayer	Glucometer Elite 2000* Glucometer Elite XL* Glucometer Dex 2*	MediSense	Soft Sense* Precision Xtra Plus* Precision Xtra OK
Roche	Accu-Chek Sensor* Accu-Chek Sensor Comfort* Accu-Chek Sensor Complete* Accu-Chek Sensor Compact*	Menarini	GlucoMen* GlucoMen PC*
Lifescan	One touch Basic Plus One touch Profile GlucoTouch Euro Flash* One touch Ultra* Induo	Disetronic	Free Style*
Geräte für Sehbehinderte:			
Lifescan	One touch II talk		
Caretech Öster-reich	Gluki		

* Diese Geräte arbeiten auf der Basis von Sensortechnik

Stechhilfen

Für die schmerzarme Blutentnahme können Sie eine Injektionsnadel oder eine kleine Stechhilfe mit dünner, spitz geschliffener Lanzette und verstellbarer Einstichtiefe verwenden. Nicht verwenden sollten Sie die herkömmlichen Blutlanzetten, da diese tiefe und schmerzhafte Einstichverletzungen verursachen. Entnehmen Sie das Blut seitlich aus der Fingerbeere oder aus dem Ohrläppchen. Vorher sollten Sie nach Möglichkeit Ihre Hände massieren und mit warmem Wasser waschen, um einerseits Reste von zuckerhaltigen Nahrungsmitteln zu entfernen, andererseits um die Durchblutung zu fördern.

Hinweis

Im Vergleich zu Finger, Handflächen oder Ohrläppchen kann die Durchblutung an Ober- und Unterarm, Oberschenkel und Wade sehr unterschiedlich sein. Hieraus können Unterschiede in der Blutzuckermessung resultieren, insbesondere nach einer Mahlzeit oder bei körperlicher Betätigung. Daher sollte vor einer Blutabnahme am Ober- oder Unterarm, Oberschenkel oder Wade die Teststelle »intensiv gerieben« werden. Bei Verdacht auf Unterzucker vor dem Autofahren etc. sollte die Blutzuckermessung in jedem Fall an der Fingerbeere durchgeführt werden.

▦ Harnzucker-Selbstkontrolle

Gemessen wird mit frischem Urin: Man entleert die Blase und sammelt nach 15–30 Minuten den Harn, der sich wieder neu angesammelt hat.

Da sich diabetesspezifische Folgeschäden bereits unterhalb der Nachweisgrenze von Zucker im Urin bilden – also bereits bei niedrigeren Blutzuckerwerten als 160–180 mg/dl –, hat die Harnzuckertestung heute nur noch im Ausnahmefällen ihre Berechtigung, z. B. bei älteren Menschen, die nicht mehr selbstständig in der Lage sind, eine Blutzuckermessung durchzuführen.

Sie verlangt die Kenntnis Ihrer persönlichen Nierenschwelle (s. auch S. 29), die bei jedem Mensch verschieden ist und sich im Laufe des Lebens verändern kann (z. B. während der Schwangerschaft) und deshalb, z. B. im Rahmen einer stationären Stoffwechselkontrolle, überprüft werden sollte. Je höher die Blutzuckerwerte über diese Nierenschwelle ansteigen, um so schlechter werden die Harnzuckertestungen ausfallen. Aussagen über Unterzuckerung kann man mit Harnzuckertestungen jedoch nicht machen.

Gängige Teststreifen sind z. B. Clinistix oder Diastix. Überdies steht mit Diabur-Test 5000 ein Teststreifen zur Verfügung, der mittels zweier verschieden empfindlicher Testfelder gleichermaßen für die Abschätzung niedriger wie hoher Harnzuckerwerte geeignet ist. Harnzuckerwerte bis 5 Prozent können bei Einhalten einer Reaktionszeit von 2 Minuten recht zuverlässig bestimmt werden.

Wer Insulin spritzt, sollte möglichst die Blutzuckermessung täglich vor der Morgen- und vor der Abendspritze durchführen. Zusätzliche Messungen z.B. eine Stunde nach dem Frühstück und Mittagessen sowie vor dem Schlafengehen können sinnvoll sein.

Solange Harnzucker ausgeschieden wird, sollte man täglich testen, bei Harnzuckerfreiheit genügen 2–3 Tests pro Woche. Natürlich heißt das Behandlungsziel auch hier: Kein Zucker im Urin eine Stunde nach dem Frühstück und möglichst normaler Nüchternblutzucker um die 100 mg%.

Ziel der Harnzuckermessung: kein Zucker im Urin!

Wenn Sie wissen wollen, ob Sie während der Nacht Ihre Nierenschwelle längere Zeit überschritten haben, testen Sie den ersten Morgenurin.

▦ Acetonbestimmung im Urin

Aceton ist sozusagen die »Asche«, die bei der Verbrennung von Fett im Körper entsteht. Es weist auf Fasten oder eine Unterzuckerung hin. Nötig wird die Acetonmessung, wenn der Blutzucker mehrfach über 250 mg% oder der Harnzucker über 2 Prozent liegt, bei Komawarnzeichen (s. S. 109) und bei Krankheit. Vor allem Pumpenträger müssen Aceton messen, wenn der Verdacht besteht, dass etwas mit dem Gerät nicht stimmt.

Aceton muss man nur messen, wenn Blut- und Harnzucker im Alarmbereich liegen.

Richtig handeln bei akuten Notfällen

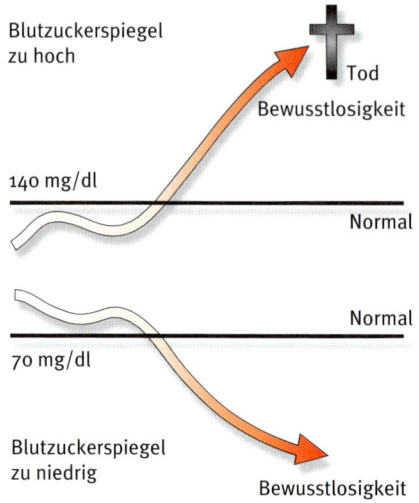

Blutzuckerspiegel
zu hoch

Tod
Bewusstlosigkeit

140 mg/dl

Normal

Normal

70 mg/dl

Blutzuckerspiegel
zu niedrig

Bewusstlosigkeit

Diabetiker müssen sorgfältig darauf achten, dass ihr Blutzuckerspiegel weder zu hoch noch zu niedrig wird, sonst droht eine gefährliche Über- oder Unterzuckerung.

In diesem Abschnitt geht es vor allem um das Erkennen der Symptome, Warnzeichen und erste Hilfe. Die wichtigsten Grundregeln stehen auch im Diabetikerausweis, den Sie vom Arzt, in der Apotheke oder z. B. vom Deutschen Diabetiker-Bund bekommen können. Er enthält alle wichtigen Daten und Angaben über sie und Ihren Diabetes und Sie müssen ihn immer bei sich tragen. Auch Ihre Angehörigen sollten Sie schon vorher über Notfallsituationen aufgeklärt haben, damit sie dann richtig handeln können.

▪ Zeichen eines hohen Blutzuckers, einer Diabetesentgleisung und eines diabetischen Komas

Das Koma ist lebensgefährlich – sofort ins Krankenhaus!

Die Entgleisung des Zuckerstoffwechsels kann bis zur Bewusstlosigkeit (Koma) wegen starkem Flüssigkeitsverlust und Übersäuerung des Blutes fortschreiten. Die Ursache ist absoluter Insulinmangel: Die hemmende Wirkung des Insulins auf den Abbau von Fettreserven entfällt, Fettsäuren überschwemmen den Körper und werden nur unvollständig zu sauren Vorstufen des Acetons verbrannt. Diese Ketoazidose ist lebensgefährlich und der Diabetiker gehört unbedingt sofort in ein Krankenhaus.

Wie sich akute Stoffwechselentgleisungen äußern, muss jeder Diabetiker wissen. Die Zeichen eines hohen Blutzuckers sind dabei andere als die, die bei einer Entgleisung des Diabetes oder aber beim diabetischen Koma auftreten. Im Einzelfall können die Anzeichen ganz unterschiedlich sein und müssen keineswegs alle gleichzeitig auftreten.

Zeichen eines hohen Blutzuckers

- Durst
- Vermehrtes Wasserlassen
- Müdigkeit und Abgeschlagenheit

Zeichen einer längerfristigen Diabetesentgleisung

- Ungewollte Gewichtsabnahme
- Sehstörungen
- Wadenkrämpfe
- Nervenschmerzen in den Beinen
- Juckreiz
- Hohe Infektneigung
- Schlechte Wundheilung

Zeichen eines beginnenden diabetischen Komas

- Übelkeit
- Erbrechen
- Bauchschmerzen
- Aceton in der Atemluft
- Tiefe, schwere Atmung
- Blutzuckerwerte über 250 mg%, oft zwischen 400 bis 600 mg%
- Im Urin findet sich neben einer massiven Zuckerausscheidung auch deutlich Aceton

Sofortmaßnahmen bei hohen Blutzuckerwerten

- Sofort Blutzucker messen (Fehlmessung ausschließen)
- Urinuntersuchung auf Aceton
- Vermehrt Flüssigkeit zuführen (Mineralwasser oder Tee)
- Medikamentöse Behandlung überprüfen
- Evtl. mit zusätzlichem Insulin den Blutzucker korrigieren
- Gegebenenfalls ärztliche Hilfe einholen

Die beste Versorgemaßnahme, um Stoffwechselentgleisungen oder gar ein diabetisches Koma frühzeitig zu erkennen, ist die häusliche Selbstkontrolle von Blutzucker und Harnaceton durch den Patienten. Gleichzeitig wird der Patient dadurch in die Lage versetzt, in Absprache mit dem Arzt notwendige Korrekturen an seiner Diabeteseinstellung vorzunehmen.

Wenn der Blutzucker steigt und steigt, gibt es Gründe dafür:

Häufige Ursachen für eine Überzuckerung

Forschen Sie selbst nach möglichen Ursachen der Überzuckerung.

▶ Habe ich etwas ungünstiges gegessen?

▶ Habe ich zu wenig Insulin gespritzt (eventuell die Spritze vergessen)?

▶ Habe ich zu wenig Tabletten genommen (vergessen)?

▶ Habe ich zu wenig körperlich gearbeitet oder mich zu wenig sportlich betätigt?

▶ Bin ich fieberhaft erkrankt?

▶ Habe ich zugenommen?

▶ Bin ich in der Pubertät, schwanger oder in den Wechseljahren?

▶ Habe ich Cortisonspritzen oder andere Medikamente bekommen?

▶ Hat sich in meinem Alltag etwas verändert (Umzug, eine neue Arbeitsstelle, Reisen)?

▶ Habe ich in letzter Zeit viel Stress und Aufregung?

▶ Kann es sich um eine Gegenreaktion auf eine kürzliche Unterzuckerung handeln?

Hypoglykämie: Wenn der Zucker zu tief absinkt

Leichte Hypoglykämien gehören speziell bei den Patienten zum Diabetesalltag, die Insulin spritzen und/oder Tabletten vom Typ der Sulfonylharnstoffe oder Glinide einnehmen. Wenn der Blutzucker unter 50 mg% absinkt, spricht man von einer Hypoglykämie. Beschwerden werden in der Regel erst bei Werten unterhalb 40 mg% beobachtet.

Diabetiker, die nur eine Diabeteskost einnehmen, können keinen Unterzucker bekommen.

Blutzucker unter 50 mg%: Hypoglykämie

Oft passiert es, dass die beim Arzt bestimmten Blutzuckerwerte normal oder nur leicht erhöht sind, während sich gerade zu Hause Unterzuckerungserscheinungen häufen. Dies sollte der Arzt wissen – insbesondere, wenn zu Hause nur Harnzuckermessungen durchgeführt werden, weil daraus ein Unterzucker nicht abgelesen werden kann.

Bei Unterzuckerungen leichteren Grades überwiegen die Zeichen der hormonellen Gegenreaktion: Die Ausschüttung von Adrenalin und einer Reihe anderer Hormone (z. B. Glukagon, Wachstumshormon und Kortisol) während einer Hypoglykämie gewährleistet, dass der Körper im Allgemeinen von selbst aus einer Unterzuckerung »herausfindet«.

Bei stärker ausgeprägten Hypoglykämien stehen nervliche Ausfallerscheinungen und psychische Veränderungen im Vordergrund. Die Skala der Verhaltensstörungen reicht von Clownerie bis zu Aggressivität; oftmals werden solche Patienten mit einem Betrunkenen verwechselt. Die herabgesetzte Hirntätigkeit äußert sich in Lässigkeit, mangelndem Antrieb und häufigem Gähnen sowie im Unvermögen, einfache Rechnungen durchzuführen oder kurze Zahlenreihen zu wiederholen.

Eine schwere Hypoglykämie kann bis zur Bewusstlosigkeit fortschreiten. Solche Unterzuckerungen sind glücklicherweise selten, sie erfordern jedoch immer die sofortige Hinzuziehung eines Arztes.

Zeichen einer leichten Unterzuckerung

Zeichen einer leichten Unterzuckerung werden teilweise hervorgerufen durch die Hormone der Gegenregulation und durch Zuckermangel im Gehirn.

Hormonelle Gegenregulation

- ► Blässe
- ► Schwitzen
- ► Zittrigkeit
- ► Herzklopfen
- ► Angst und Druckgefühl

Zuckermangel im Gehirn

- ► Kribbeln
- ► Pelzigkeitsgefühl um den Mund
- ► Kopfschmerzen
- ► Heißhunger
- ► Nervosität
- ► »Komische Gedanken«
- ► Weiche Knie

Zeichen einer schweren Unterzuckerung

Sie werden durch zu wenig Zucker im Gehirn hervorgerufen: Konzentrationsstörungen

- ► Sprachstörungen
- ► Sehstörungen (Doppelbilder)
- ► Schwindelzustände (als ob man betrunken wäre)
- ► Aggressivität oder clownartiges Verhalten
- ► Bewusstseinstrübung
- ► Bewusstlosigkeit
- ► Krampfanfall
- ► »Schlaganfall«

Sofortmaßnahmen bei einer Unterzuckerung

- ► Sofort 20 g Traubenzucker (= 4 Plättchen Dextro-Energen) oder die doppelte Menge an Rohrzucker (z. B. 8 Stück Würfelzucker) oder 200 ml Fruchtsaft oder Cola (»Not-BE«)
- ► Sofortige Unterbrechung körperlicher Aktivitäten
- ► Blutzucker-Schnelltest durchführen

Grundsätzlich führen in Flüssigkeit gelöste Kohlenhydrate zu einem rascheren Blutzuckeranstieg als feste Nahrungsmittel. Eventuell kann anschließend Obst oder Brot zur Stabilisierung des Blutzuckers zugeführt werden. Schokolade ist zur Behandlung von Hypoglykämien ungeeignet, denn sie wirkt zu langsam.

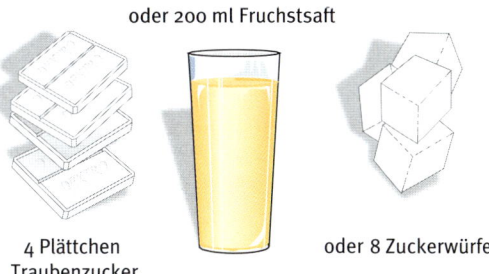

oder 200 ml Fruchtsaft

4 Plättchen Traubenzucker

oder 8 Zuckerwürfel

Traubenzucker in fester Form, z. B. Dextro-Energen, kann problemlos in jeder Tasche mitgeführt werden und sollte auch Nachts stets griffbereit sein (Nachtkästchen!). Neuerdings gibt es auch ein Traubenzucker-Gel (Jubin), das rascher geschluckt werden kann.

Erste Hilfe bei Unterzucker

Durch Acarbose allein kann man zwar keinen Unterzucker bekommen, sondern nur durch eine gleichzeitige Behandlung mit einem Sulfonylharnstoff oder mit Insulin, aber Acarbose hemmt die Spaltung von Rohrzucker im Darm und damit die Aufnahme von Traubenzucker ins Blut. Deshalb sollten acarbosebehandelte Diabetiker zur Behandlung von Hypoglykämien nur Traubenzucker einsetzen, keinen Rohrzucker bzw. Haushaltszucker.

Häufige Ursachen für eine Unterzuckerung

▶ Auslassen einer Mahlzeit oder zu geringe oder verspätete Kohlenhydrat-(BE-)Zufuhr

▶ Außergewöhnliche körperliche Bewegung (die Hypoglykämie kann auch erst hinterher auftreten)

▶ Aus Versehen zu viel Insulin gespritzt

▶ Überdosis an Blutzucker senkenden Tabletten

▶ Gesunkener Insulinbedarf des Körpers (z. B. bei Gewichtsabnahme)

▶ Alkohol (kann sich unter Umständen erst am nächsten Morgen bemerkbar machen)

▶ Erbrechen oder Durchfall

Bei Bewusstlosigkeit – so handeln Sie als Angehöriger richtig

Am besten sollten Sie Ihre Angehörigen schon vorher einmal über diese Notfallsituation aufgeklärt haben, damit Sie dann richtig handeln können:

▶ Sofort den Arzt verständigen

▶ Nicht versuchen, dem bewusstlosen Patienten, der nicht schlucken kann, zuckerhaltige Getränke einzuflößen

▶ Luft- und Atemwege frei machen, evtl. Mund von Speiseresten säubern, Gebiss herausnehmen

▶ Den Bewusstlosen in eine stabile Seitenlage legen

▶ Glukagon (1 mg) spritzen (s. u.)

Die Glukagonspritze

Mit einer Glukagonspritze kann eine Hypoglykämie mit Bewusstlosigkeit in der Regel innerhalb weniger Minuten und lange vor Eintreffen des Notarztes behoben werden.

Glukagon ist ein Hormon, das genauso wie Insulin in den Inselzellen der Bauchspeicheldrüse gebildet wird (s. Abb. S. 26). Es führt zu einer Freisetzung von Zucker aus der Leber.

Die Glukagonspritze kann vom Arzt verordnet werden und ist im Kühlschrank zu lagern. Die Packung enthält ein Fläschchen und eine Spritze mit eingeschweißter Nadel. Im Fläschchen mit dem weißlichen, puderähnlichen Inhalt ist das Glukagon. Es muss zunächst mit dem Lösungsmittel aus der Spritze gelöst werden.

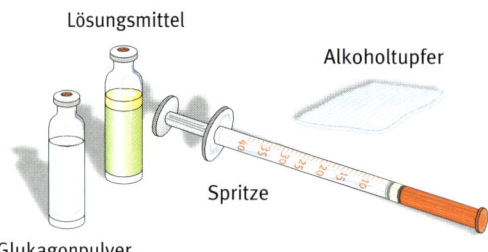
Lösungsmittel
Alkoholtupfer
Spritze
Glukagonpulver

Dazu nimmt man die Spritze, entfernt die Schutzkappe und spritzt das Lösungsmittel in das mit Glukagon gefüllte Fläschchen. Der Inhalt wird so lange geschüttelt, bis das Glukagon gelöst ist. Danach wird die fertige Glukagonlösung in die Spritze aufgezogen.

Glukagon wird in das Fettgewebe (wie Insulin) oder in den Muskel (z. B. in den Oberschenkelmuskel, etwas seitlich) gespritzt. Beide Formen der Injektion führen zu einem ähnlich raschen Anstieg des Blutzuckerspiegels. Nach dem Erwachen müssen dem Patienten sofort Kohlenhydrate (am besten in flüssiger Form) zugeführt werden, um die Zuckervorräte des Körpers wieder zu ergänzen. Andernfalls kann nach einer kurzen beschwerdefreien Zeit ein Rückfall in die Hypoglykämie auftreten.

Jedem Insulin spritzenden Diabetiker sollte bei einer Unterzuckerung mit Bewusstlosigkeit diese Hilfe durch Angehörige zuteil werden. Dazu muss man sich aber rechtzeitig um eine entsprechende Information kümmern bzw. an einer Schulung teilnehmen.

Die Zuckerspritze durch den Notarzt

Bei einem bewusstlosen, hypoglykämischen Diabetiker wird der Notarzt sofort Traubenzucker in die Vene spritzen und damit den Blutzucker wieder erhöhen. Diese Möglichkeit der Behandlung muss stets dem Arzt vorbehalten bleiben. Dieser wird den Patienten in der Regel damit rasch zum Aufwachen bringen oder, bei besonders tiefgreifender Bewusstseinsstörung und bei den langwierigeren Unterzuckerungen durch Sulfonylharnstofftabletten, eine ein- bis mehrtägige klinische Behandlung mit Zuckerinfusion veranlassen.

Folgeschäden vermeiden und rechtzeitig behandeln

Im Laufe der Jahre hat Diabetes vor allem Schäden der Blutgefäße zur Folge, aber auch eine ganze Reihe von Organen kann geschädigt werden. Man kann man jedoch durch eine gute Führung des Stoffwechsels viel dagegen tun. Die Tabelle zur optimalen Einstellung des Stoffwechsels auf Seite 100 liefert dazu weitere Einzelheiten.

Auch bei Nichtdiabetikern gehören Blutgefäßschäden wie Arteriosklerose oder Herzkrankheiten zu den häufigsten Todesursachen. Diabetiker sind jedoch dafür anfälliger; sie erkranken häufiger und früher daran.

Ein normales Blutgefäß (oben) und ein verengtes (unten), in dem sich Ablagerungen befinden. Bluthochdruck ist das erste Zeichen einer Arteriosklerose!

Zwei große Gruppen von Gefäßkrankheiten (Angiopathien) sind voneinander zu unterscheiden: die Makroangiopathie (von makros = groß), die sich an den großen und mittleren Arterien abspielt und die Diabetiker wie Nichtdiabetiker befallen kann, und die Mikroangiopathie (von mikros = klein), die nur bei Diabetikern die kleinsten Blutgefäße, die Kapillaren, befällt.

▨ Arteriosklerose

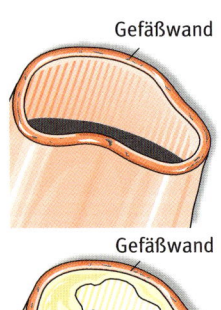

Gefäßwand

Gefäßwand

Cholesterinablagerung

Fast alle Menschen bekommen irgendwann in ihrem Leben Arteriosklerose. Seltsamerweise sind anscheinend gerade Patienten mit leichtem Zucker besonders häufig davon betroffen.

Sind erst die Herzkranzgefäße durch Arteriosklerose in Mitleidenschaft gezogen, droht ein Herzinfarkt. Ein brennendes Gefühl hinter dem Brustbein oder ein Gefühl von Enge und Druck in der Brust nach körperlichen Anstrengungen wie beispielsweise Treppensteigen oder einer Bergwanderung sind ein alarmierendes Anzeichen dafür.

Arteriosklerose kann aber auch im Gehirn Unheil anrichten. Dort können solche Gefäßverengungen die Versorgung mit Sauerstoff und Nährstoffen so verschlechtern, dass ein Schlaganfall auftritt. Sind die mittleren und größeren Adern in den Beinen (manchmal auch Armen und Händen) verengt oder gar verschlossen, ist auch dort die Durchblutung gestört.

Erste Warnzeichen

Spätestens bei Belastungen treten typische Beschwerden in Form von Schmerzen in der Wade oder auch im Oberschenkel auf (»Schaufensterkrankheit«). Oft ist jedoch gerade bei Diabetikern das Schmerzempfinden gestört, das anfänglich noch spürbare Kribbeln geht über in zunehmende Taubheit und Gefühllosigkeit, d.h. man merkt dann gar nicht mehr, dass eigentlich etwas weh-tun müsste. Im schlimmsten Fall können Zehen oder ein ganzer Fuß absterben, das heißt schwarz und brandig werden. Mediziner sprechen dann von einem Gangrän. Risikofaktoren sind Bluthochdruck, erhöhte Blutfett- sowie Blutzuckerwerte und Rauchen.

Bluthochdruck: Heute sehr gut zu behandeln

Bluthochdruck – medizinisch: Hypertonie – ist eine Kreislaufer-krankung, bei der in den Blutgefäßen ein erhöhter Druck herrscht. Sehr oft bemerkt man lange Zeit gar nichts vom Bluthochdruck. Bleibt eine Hypertonie aber über Jahre unbehandelt, kommt es zu den oben beschriebenen Schäden am Herzen und an den Blutgefäßen.

Basis-Medikamente bei zu hohem Blutdruck: Betablocker, Diuretika, Kalzium-antagonisten, ACE-Hemmer, Alpha-1-Blocker

Bei einem Erwachsenen liegt der systolische Blutdruck (d. h. der obere Wert) in Ruhe normalerweise unter 140 mmHg, der diasto-lische (untere Wert) unter 85 mmHg (mmHg bedeutet »Millimeter Quecksilbersäule« und ist ein Maß für den Druck). Eine Hypertonie liegt dann vor, wenn bei mehreren Blutdruckmessungen an ver-schiedenen Tagen die Blutdruckwerte in Ruhe erhöht sind. Es genügt, wenn einer der beiden Werte erhöht ist.

Niedriger Blutdruck	**unter 100/60 mmHg**
Normaler Blutdruck	**110–130/60–85 mmHg**
Hoher Blutdruck	**≥ 140/85 mmHg**

Blutdruck senkende Medikamente bei Rückgang des hohen Blutdrucks nicht absetzen!

Praktisch jede Form von Hypertonie lässt sich heute sehr gut behandeln, mit nichtmedikamentösen Maßnahmen wie Gewichtsabnahme, körperliche Aktivierung, Verminderung des Kochsalzverbrauchs sowie Einstellen des Rauchens. Falls diese Maßnahmen nicht ausreichen, kann eine medikamentöse Therapie erforderlich werden, bei der die Medikamente häufig auch in Kombination eingenommen werden müssen. Entscheidend für eine erfolgreiche Therapie ist auch hier eine gute Selbstkontrolle durch den Patienten. Dabei haben sich strukturierte Schulungsprogramme als besonders wirkungsvoll erwiesen.

Aspirin stoppt die Makroangiopathie

Sollten sich bei Ihnen tatsächlich Schäden an den großen Blutgefäßen eingestellt haben, müssen Sie gemeinsam mit Ihrem Arzt überlegen, ob nicht die regelmäßige Einnahme von Acetylsalicylsäure (ASS, der Wirkstoff von Aspirin) empfehlenswert ist. Es hat sich nämlich gezeigt, dass eine tägliche Zufuhr von 100 bis 300 mg Aspirin das weitere Fortschreiten dieser Gefäßschäden verhindern bzw. verlangsamen kann, speziell auch bei Diabetikern.

Betablocker und Fettsenker nach Herzinfarkt

Die Lebensaussichten nach einem Herzinfarkt werden durch die konsequente Einnahme von Betablockern sowie Fettsenkern aus der Gruppe der sog. Statine ganz beträchtlich verbessert.

Zielwerte: LDL-Cholesterinwerte im Blut mindestens unter 125, besser unter 100 mg/dl

Mit den Statinen, welche die Cholesterinproduktion in der Leber hemmen, ist das erreichbar, z. T. in Kombination mit weiteren Medikamenten.

Diabetische Netzhauterkrankung (Retinopathie)

Mikroangiopathien ziehen vor allem die kleinen Blutgefäße von Auge und Niere in Mitleidenschaft. Die diabetische Netzhauterkrankung kann der Arzt schon früh erkennen, weil die Untersuchung mit dem Augenspiegel die Blutgefäße des Augenhintergrundes (Retina) deutlich und vergrößert zeigt.

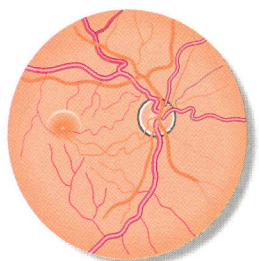

normal

Bei dieser Untersuchung erkennt der Arzt kleine Aussackungen an den haarfeinen Äderchen (sog. Mikroaneurysmen), die die Netzhaut durchziehen. Später kommen oft noch kleine Fettablagerungen und Blutungen in der Netzhaut hinzu, die man ebenfalls deutlich erkennt (sog. »nicht proliferative Retinopathie«). Sehstörungen sind aber nur selten anzutreffen.

Zu einem kleinen Prozentsatz verläuft die Retinopathie wesentlich schwerwiegender: Es bilden sich neue Blutgefäßchen, die Blut in das Augeninnere austreten lassen (sog. »proliferative Retinopathie«). Bei solchen Zuckerkranken ist das Augenlicht gefährdet.

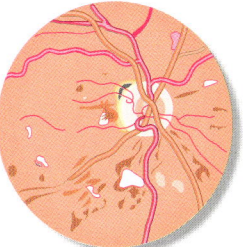

Diabetesschäden

Oben der gesunde Augenhintergrund, unten Schäden durch Diabetes.

Behandlung mit Laserlicht

Gebündelte Lichtstrahlen (Laser) sind heute ein wirksames Mittel, um gefährdete Äderchen am Augenhintergrund zu veröden und dadurch Blutungen zu verhindern (sog. Lichtkoagulation). Dieser Eingriff ist schmerzfrei und so einfach, dass er meistens ambulant vorgenommen werden kann.

Entfernung des Glaskörpers

Ist der Glaskörper des Auges bereits dauerhaft durch Blutungen getrübt und das Augenlicht beeinträchtigt, kann der Glaskörper herausoperiert werden (»Vitrektomie«). Auch hier sind die Erfolgsaussichten in letzter Zeit immer besser geworden.

Diabetische Nierenerkrankung (Nephropathie)

Etwa ein Drittel der Diabetiker ist speziell durch eine diabetische Nierenerkrankung gefährdet. Diese tritt häufig nach zehn bis fünfzehn Diabetesjahren auf, kleinste Mengen an Eiweiß (Albumin) im Urin weisen aber schon Jahre vorher auf das Problem hin (sog. Mikroalbuminurie).

Mikroalbuminurie = 20–200 mg Albumin pro Liter Urin

Es gilt daher, diese Patienten durch entsprechende Untersuchungen frühzeitig zu erkennen. Der Nachweis einer Mikroalbuminurie erfordert spezielle Testmethoden, die normalen Teststreifen zum Nachweis von Eiweiß genügen nicht. Auch die Selbsttestung mit Hilfe spezieller Teststreifen (z. B. Micral-Test S) macht Sinn: Durch sehr gute Blutzuckereinstellung und eine Normalisierung des Blutdrucks kann man Verschlechterungen der Nierentätigkeit aufhalten oder wenigstens verzögern. Liegt gleichzeitig eine chronische bakterielle Nierenentzündung vor, kann diese erfolgreich mit Antibiotika behandelt werden.

Auch Eiweißverluste, Ansammlung von Gewebswasser und erhöhter Blutdruck sind häufige Kennzeichen der diabetischen Nierenerkrankung, die bei schlechter Diabeteseinstellung in chronischem Nierenversagen münden kann, bei dem Blutwäsche (Dialyse) und Nierenverpflanzung notwendig werden.

Diabetische Nervenstörungen (Neuropathie)

Alle Neuropathieformen sind recht selten, mit Ausnahme der Missempfindungen und des fehlenden Schmerzgefühls an den Beinen.

Bei vielen Diabetikern können manche Nerven nicht mehr richtig funktionieren: Ist die Durchblutung des Nervengewebes gestört, kann die Versorgung mit Nährstoffen nicht mehr gewährleistet werden, und auch die Befehlsweiterleitung in den Nervenbahnen klappt nicht mehr. In diesem Fall spricht man von diabetischen Nervenstörungen.

120

Auch Gesunde kennen das unangenehme Kribbeln wie von Ameisen, das Brennen oder die Taubheit in einem »eingeschlafenen« Arm oder Bein. Bei Diabetes kann dieses Kribbeln erstens zum Dauerzustand werden und sich zweitens steigern – bis hin zu Überempfindlichkeit bei Berührung oder Gefühlsverlust, vereinzelten Lähmungserscheinungen, Impotenz, Schielen oder Doppeltsehen. Es kann zu Erbrechen führen und zum Verlust der Kontrolle über Harn- und Stuhlgang.

Bei der Behandlung der diabetischen Neuropathie kommt einer möglichst optimalen Stoffwechseleinstellung größte Bedeutung zu. Immer ist zu überlegen, ob nicht eine Insulinbehandlung eingeleitet oder verbessert werden muss. Auch sollte unbedingt auf Alkohol und Rauchen verzichtet werden, da Alkohol und Nikotin Nervengifte sind.

Bisher stehen zur medikamentösen Behandlung vor allem Abkömmlinge von Vitaminen, insbesondere Thioctsäure (Thioctacid) zur Verfügung. Ihre Anwendung bringt in erster Linie als Infusionsbehandlung über 2 Wochen Erfolge, die im Einzelfall eindrucksvoll, allgemein aber eher begrenzt sind. Ansonsten kommen Schmerzen dämpfende Mittel wie Carbamazepin (Tegretal), Gabapentin (Neurontin), allgemein beruhigende oder echte Schmerzmittel in Frage.

Magen- und Darmfunktionsstörungen

Für die Magenentleerungsstörung kann Domperidon (Motilium) sehr hilfreich sein, bei Darmstörungen führen Antibiotika (Tetracyclin) zu einer Verbesserung, obwohl ihnen ursprünglich keine Infektion zugrunde liegt.

Blasenlähmung

Um bei Blasenlähmung einer Harnsperre vorzubeugen, sollten betroffene Patienten alle vier Stunden Urin lassen und durch Druck mit der Hand von außen die Blase vollständig entleeren.

Erektionsstörungen

Bei Erektionsstörungen kann das Medikament Viagra® (Wirkstoff: Sildenafil) eingesetzt werden. Über eine Verstärkung der Durchblutung des Penis kann so die Erektionsschwäche behandelt werden. Bevor Sie das verschreibungspflichtige Medikament einnehmen, sollten Sie in jedem Fall mit Ihrem Arzt sprechen, da in bestimmten Fällen Viagra gefährlich sein kann. Gegenanzeigen sind u. a. schwere Herz-Kreislauf-Krankheiten und die Einnahme von »Nitro«-Präparaten.

Positive Erfahrungen hat man auch gemacht mit verschiedenen Vakuumpumpen als Erektionshilfe und mit Einspritzungen in den Schwellkörper des männlichen Gliedes, die der Patient selbst einfach erlernen und durchführen kann. Bezüglich einer detaillierten Information und genauen Dosierung der Injektionslösung, z. B. eines »Prostaglandins« (Prostavasin), wenden Sie sich am besten an einen Urologen. Prostavasin kann auch ohne Spritze mit einer kleinen Pipette in die Harnröhre zugeführt werden. Operative Verfahren zur Behebung der Impotenz sind jedenfalls kaum mehr nötig!

▦ Gallensteine

Gallensteine sind bei übergewichtigen Diabetikern häufig und lassen sich heute meist sehr einfach mit Ultraschall-Diagnostik (»Sonographie«) feststellen. Allerdings bringt die akute Gallenkolik bei Zuckerkranken häufig ernste Probleme mit sich, so ist beispielsweise die Komplikationsrate der Notfalloperationen wegen solcher Krankheiten viermal so hoch wie bei Nichtdiabetikern. Je nach Beschwerden und Gesundheitszustand des Patienten muss daher rechtzeitig überlegt werden, was bei Gallensteinen zu tun ist, z. B. die Beseitigung durch ambulante mikrochirurgische Eingriffe (sog. minimal-invasive Verfahren).

Mastfettleber

Viele übergewichtige Diabetiker leiden an einer Mastfettleber Auch übermäßiger Alkoholkonsum führt zur Leberverfettung. Reduziert ein übergewichtiger Diabetiker sein Gewicht in den Normalbereich und verzichtet auf Alkohol, verschwindet auch die Fettleber.

Eine diabetische Schrumpfleber und eine chronische Leberentzündung sind nicht als Folge der Zuckerstoffwechselstörung aufzufassen, sondern umgekehrt, sie begünstigen den Ausbruch eines erblich vorgegebenen Diabetes im Sinne eines Risikofaktors.

Die Mastfettleber verschwindet bei Gewichtsabnahme.

Allergien und Juckreiz

Viele Diabetiker fühlen sich nicht wohl in ihrer Haut. Sie bekommen durch ihren schlechten Stoffwechsel und die trockene Haut leicht Pilzinfektionen oder Furunkel. Fast jede zweite Frau leidet bei der Entdeckung von Diabetes an einem quälenden Juckreiz in der Scheide. Bei der Behandlung muss neben guter Diabeteskontrolle und den vom Arzt zu verordnenden Heilmaßnahmen eine fast übertriebene Sauberkeit im Vordergrund stehen.

Bei guter Einstellung sind Menschen mit Diabetes nicht infektionsanfälliger als andere.

Fortschritte hat auch der Einsatz von Wegwerf-Nadeln und Anti-Allergie-Pflastern für das Festkleben der Nadeln von Insulinpumpen gebracht.

Eine seltene Hautveränderung bei Diabetikern ist die sog. Necrobiosis lipoidica. Die Necrobiosis ist weder ansteckend noch besonders gefährlich. Meist im Bereich der Schienbeine, aber auch an anderen Körperstellen verdickt sich zunächst ein Hautbezirk fleischfarben und etwas höckrig. Im weiteren Verlauf wird die Hautstelle dünn und gelblich durchscheinend, umgeben von einem roten Rand kleinster Blutgefäßchen. Man sollte solche Bezirke vor Verletzungen schützen, weil Wunden in diesem Bereich nur zögernd abheilen.

▨ Gestörte Sehkraft

Die Sehkraft kann sich auch ohne diabetische Veränderungen des Augenhintergrunds verschlechtern.

Bedingt durch eine Stoffwechselentgleisung können Verschiebungen im Wasser- und Salzgehalt der Augenlinse auftreten, bei erhöhten Blutzuckerwerten kann man kurzsichtiger werden. Nach erfolgter Einregulierung des Diabetes geht diese Erscheinung langsam zurück, die Patienten werden nicht selten anschließend weitsichtig.

Jetzt keine neue Brille – denn sie würde schon nach kurzer Zeit nicht mehr passen.

Zu einer vorübergehenden Weitsichtigkeit kann es auch bei Unterzuckerung kommen. Außerdem können Sehstörungen bei Hypoglykämie dadurch verursacht werden, dass das Sehen als Gehirnleistung vom Nachschub mit Zucker abhängig ist, der während einer Unterzuckerung nur spärlich fließt.

Vorbeugen ist wichtiger als Heilen

Die Frühdiagnose von Risikofaktoren ebenso wie von bereits bestehenden Gefäßveränderungen gewährleistet die besten Behandlungsergebnisse. Eine gute Vorsorge bietet das folgende Programm, das einmal jährlich durchgeführt werden sollte:

▶ Messung der Blutfette Cholesterin und Triglyceride

▶ Spiegelung des Augenhintergrunds

▶ Überprüfung auf Harnwegsentzündung einschließlich der Suche nach einer evtl. Mikroalbuminurie

▶ Überprüfung der Nierenleistung

▶ Inspektion der Füße durch den Arzt

▶ Erhebung des »Gefäßstatus« einschließlich EKG, Abhören der Brustorgane, Aufsuchen der Pulse an den Beinen und am Hals

▶ Untersuchung des Nervensystems (Reflexe, Vibration, Mikrofilament)

▶ Blutdruckmessungen bei jedem Arztbesuch

▶ HbA_{1c} in jedem Quartal

Nach 10 Diabetesjahren sollte man beim Augenspiegeln in jedem Fall zu einem halbjährlichen Rhythmus übergehen, ebenso bei beginnender Retinopathie.

Die richtige Pflege diabetischer Füße

Die Füße des Diabetikers neigen, besonders nach längerer Diabetesdauer und vor allem bei hohen Blutzuckerwerten, zu Durchblutungs- und Nervenstörungen:

▶ **Durchblutungsstörungen** äußern sich durch Schmerzen beim Gehen, z.B. in den Waden, Oberschenkeln oder in den Füßen. Diese Beschwerden bessern sich meist nach Stehenbleiben innerhalb von 1 bis 2 Minuten. Man spricht deshalb auch von der »Schaufensterkrankheit«.

▶ **Nerven- oder Gefühlsstörungen** äußern sich durch Missempfindungen in den Beinen und Zehen. Besonders nachts und in der Wärme belästigen einen taubes Gefühl, »Ameisenlaufen«, Kribbeln, Brennen oder stechende Schmerzen.

Gleichzeitig geht bei den diabetischen Nervenstörungen das Gefühl für Wärme, Kälte, Schmerz und Druck verloren. Dies hat zur Folge, dass Verletzungen am Fuß oft wochenlang nicht ernst genommen werden. Geradezu verhängnisvoll wirkt sich das aus, wenn gleichzeitig noch die Durchblutung eingeschränkt ist.

Schauen Sie sich einmal täglich Ihre Füße an!

Wanderer oder Bergsteiger werden sicher zustimmen, dass es gerade bei ausgedehnten Spaziergängen oder Bergtouren mit ungeeignetem oder schlecht passendem Schuhwerk schnell zu Blasen an den Füßen kommen kann. Diabetiker mit Gefühlsstörungen an den Füßen bemerken diese Verletzungen evtl. erst am Abend beim Schuhe- bzw. Strümpfeausziehen – durch Zufall –, es hat ja nichts weh getan! Das Gleiche kann bei einem Besuch im Theater oder einer Tanzveranstaltung passieren – welche Frau verzichtet schon gerne auf elegantes, wenn auch nicht immer bequemes oder modernes Schuhwerk? Diabetiker, die Sport treiben, z. B. Tennis, Skifahren, Jogger etc., sollten nach ihren Aktivitäten immer die Füße auf Verletzungen (Risse oder Blasen) untersuchen, um spätere Komplikationen zu vermeiden.

Sollten Sie zu dem Personenkreis gehören, der berufsbedingt zum Tragen von speziellem Schuhwerk, z. B. Gummistiefel, Gummischuhe, feste Lederschuhe (»Knobelbecher«), verpflichtet ist, gehört die Inspektion der Füße durch den Arzt zu den regelmäßig erforderlichen Untersuchungen.

Wie kann man Fußverletzungen vorbeugen?

▶ Wechseln Sie täglich Ihre Socken oder Strümpfe. Achten Sie auf deren hohen Naturfasergehalt (z. B. Baumwolle), außerdem sollten sie zur Desinfektion bei mindestens 60 Grad gewaschen werden.

▶ Beim Schuhkauf sollten Sie auf breite, nicht zu flache, aber auch nicht zu hohe Schuhe achten. Ihr »Schuhwerk« soll bequem und nicht zu eng sein. Am besten kaufen Sie Schuhe nachmittags, wenn die Füße etwas angeschwollen sind. Neue Schuhe sollten zunächst nur stundenweise getragen werden, damit sie sich allmählich Ihrer Fußform anpassen können.

Sportler sollten ihre Schuhe besonders sorgfältig aussuchen.

▶ Das Material sollte vorwiegend aus Leder und stabil sein (Sohlen möglichst fußgepolstert). Gummi- und Turnschuhe steigern die Neigung zu Fußschweiß. Wander-, Berg- und Skischuhe stets zu Hause zur Probe tragen.

▶ Abgetragene Schuhe gehören auf den Müll! Auch sollten Sie Ihre Schuhe stets innen mit der Hand auf Unebenheiten überprüfen, um Verletzungen zu vermeiden (Nägel, Steinchen, loses Futter usw.).

▶ Bei Fußdeformierungen (wie Hammerzehen, Überbein etc.) evtl. orthopädische Schuhe, bei Spreizfuß und Plattfuß frühzeitig angepasste Einlagen tragen.

▶ Nicht barfuß laufen, insbesondere nicht in Hallenbädern und Hotelzimmern; es besteht die Gefahr einer Fußpilzinfektion.

Am Strand besteht durch herumliegende Glasscherben, Seeigel, zerbrochene Muschelteile, spitze Steine etc. Verletzungsgefahr mit nachfolgender Infektion.

▸ Tägliche Fußgymnastik und regelmäßige Bewegung fördern die Durchblutung, z.B. Zehenstände, Zehengreifübungen, Fußkreisen, Trockenradfahren im Liegen usw. Zwei Anleitungen hierzu finden Sie auf den beiden folgenden Seiten.

▸ Bei Behandlung durch die Fußpflegerin unbedingt auf den Diabetes hinweisen.

▸ Sie können die Sensibilität und Druckempfindlichkeit durch den Mikrofilamenttest selbst messen. Das Mikrofilament (eine Art langer Borste) ist in jeder Apotheke erhältlich.

Auch Gefäße können trainiert werden

Diabetiker mit Durchblutungsstörungen kann man oft schon aufgrund ihrer typischen Beschwerden erkennen: Sie müssen beim Spaziergang alle 300 oder 400 Meter stehen bleiben und betrachten dann – bis der Schmerz schwindet – ein Schaufenster (»Schaufensterkrankheit«).

Gehübungen können bei Patienten mit einer »Schaufensterkrankheit« sehr wirksam sein. Zunächst wird die schmerzfreie Wegstrecke unter Standardbedingungen, d. h. ein Doppelschritt pro Sekunde, ausgemessen. Zum Training werden dann zwei Drittel dieser Strecke unter gleichen Bedingungen mehrmals hintereinander sowie einige Male täglich zurückgelegt. Oft lässt sich schon nach 8-tägigem Training eine deutliche Verlängerung der schmerzfreien Wegstrecke feststellen; die Trainingsstrecke wird dann entsprechend angepasst.

Diese Übungen dürfen nicht durchgeführt werden, wenn bereits eine Gangrän oder schon in Ruhe durchblutungsbedingte Schmerzen in der Wade oder im Oberschenkel bestehen. Sofort unterbrochen werden müssen sie, falls dabei Schmerzen auftreten.

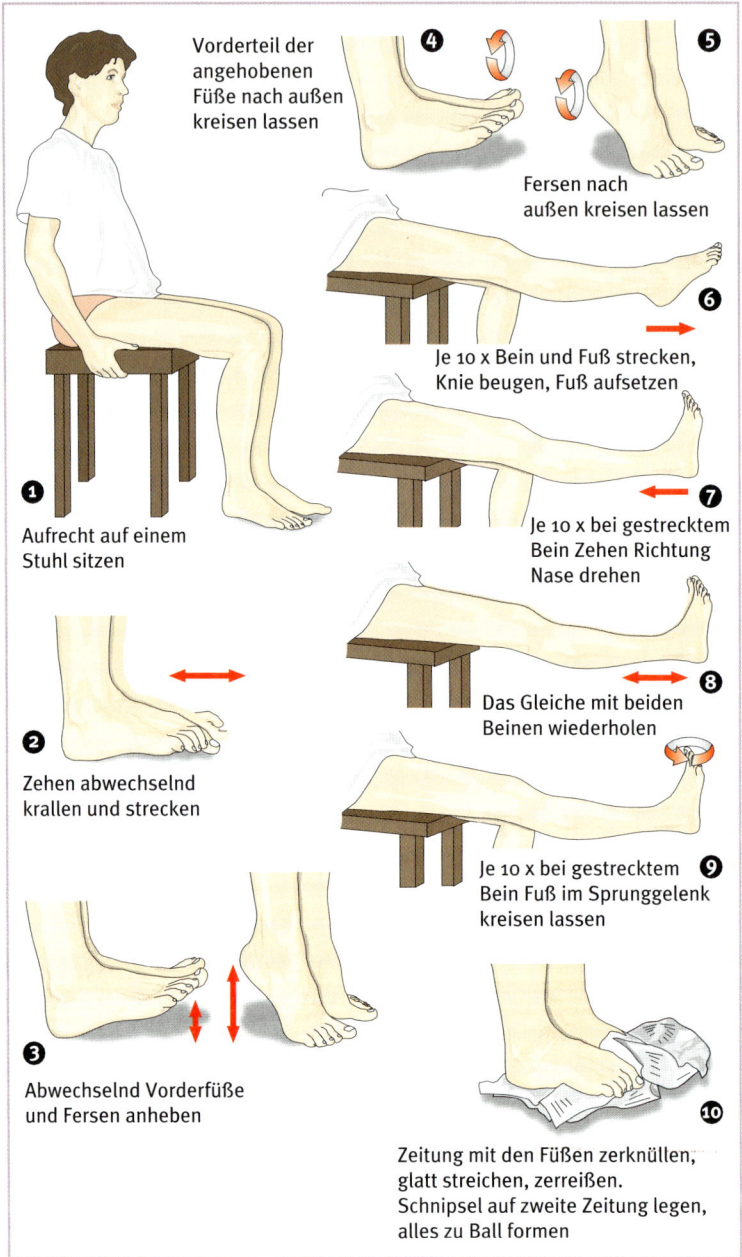

Vorderteil der angehobenen Füße nach außen kreisen lassen

❹

❺

Fersen nach außen kreisen lassen

❻

Je 10 x Bein und Fuß strecken, Knie beugen, Fuß aufsetzen

❼

Je 10 x bei gestrecktem Bein Zehen Richtung Nase drehen

❽

Das Gleiche mit beiden Beinen wiederholen

❾

Je 10 x bei gestrecktem Bein Fuß im Sprunggelenk kreisen lassen

❿

Zeitung mit den Füßen zerknüllen, glatt streichen, zerreißen. Schnipsel auf zweite Zeitung legen, alles zu Ball formen

❶ Aufrecht auf einem Stuhl sitzen

❷ Zehen abwechselnd krallen und strecken

❸ Abwechselnd Vorderfüße und Fersen anheben

Rollübung nach Ratschow

Die Rollübung nach Ratschow gehört zu den bekanntesten Übungen zur Steigerung der Durchblutung der Füße und der Beine.

1. Im Bett oder auf einer Übungsmatte auf den Rücken legen.
2. Beine mit möglichst durchgedrückten Knien senkrecht hochstrecken – die Hände halten die Beine fest.
3. Füße aus den Fußgelenken heraus drehen (rollen); Geschwindigkeit: 1 Umdrehung in 2 Sekunden.
4. 2 Minuten lang die Füße rollen.
5. Aufsetzen und die Füße 2 Minuten lang herabhängen lassen.
6. Übungsablauf wiederholen, 20 Minuten am Stück üben.
7. Abschließend etwas umhergehen.
8. Im Tagesverlauf die Übungssequenzen wiederholen.

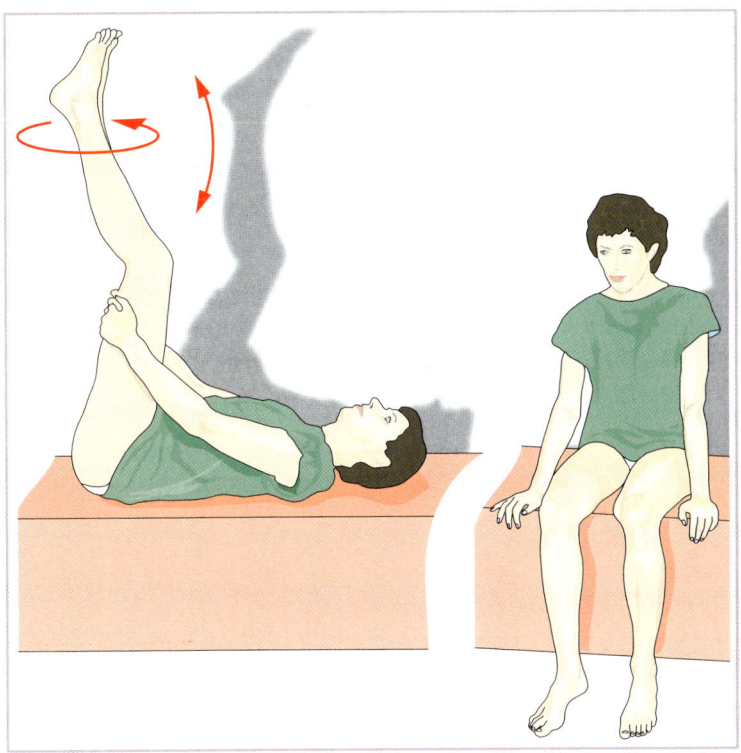

Fußpflege – so machen Sie es richtig

Nehmen Sie alle Veränderungen an Ihren Füßen sehr ernst!

Sie sollten also täglich die Füße auf jegliche Veränderung hin ansehen, insbesondere die Zehenzwischenräume und die Fußsohlen. Benützen Sie dazu notfalls einen Spiegel oder bitten Sie einen Angehörigen. Bei der täglichen bzw. wöchentlichen Fußpflege gehen Sie in folgenden Schritten vor:

▶ Waschen Sie die Füße täglich mit lauwarmem (ca. 37°) Seifenwasser, aber höchstens 3 Minuten, damit die Haut nicht zu sehr aufweicht. Prüfen Sie bei Gefühlsstörung an den Füßen vor dem Fußbad die Wassertemperatur mit dem Ellenbogen oder einem Thermometer.

▶ Die Füße gut trocknen, besonders zwischen den Zehen. Verwenden Sie am besten ein weiches Handtuch, damit die Haut durch das Trockenreiben nicht verletzt wird.

▶ Die Hornhaut kann durch Abreiben mit Bimsstein entfernt werden. Hornhauthobel und Rasierklingen sind ungeeignet!

▶ Hornhautpartien (Ferse und Sohle) mit sehr fetthaltiger Creme oder harnstoffhaltiger Salbe einreiben, um Risse zu vermeiden. Diese Salben aber nicht zwischen die Zehen oder auf wunde Stellen bringen.

▶ Die Fußnägel mit einer stumpfen Nagelfeile geradefeilen und nur so weit kürzen, dass sie mit dem Zehenrand abschließen – Einwachsen der Fußnägel lässt sich so vermeiden. Spitze Nagelscheren, Nagelhautscheren vermeiden!

▶ Hühneraugenpflaster und andere Pflasterverbände vermeiden – sie können sich zu gefährlichen Infektionsherden entwickeln

Fragen und Antworten aus der Praxis

Sicher haben Sie an den Arzt einige drängende Fragen zur Bewältigung Ihres Diabetes im Alltag – dieses Kapitel will Ihnen helfen, hierauf Antworten zu finden.

Familienplanung, Schwangerschaft, Kinder

Welches Verhütungsmittel ist für Typ-2-Diabetikerinnen geeignet?

Da Hormone den Stoffwechsel verändern, sollte eine Antibabypille mit niedrigem Hormongehalt (z.B. ein »Dreiphasenpräparat«) bevorzugt werden. Auch die »Spirale« ist eine für Diabetikerinnen geeignete Möglichkeit zur Empfängnisverhütung. Besteht kein Kinderwunsch (mehr), könnte man die Möglichkeit einer Sterilisation erwägen.

Wie hoch ist das Risiko, dass Kinder von Typ-2-Diabetikern zuckerkrank werden?

Haben beide Partner Typ-2-Diabetes, beträgt die Wahrscheinlichkeit 60 Prozent, dass auch ihre Kinder irgendwann diabetisch werden. Ähnlich hoch ist die Vererblichkeit in Familien mit MODY-Diabetes (s. S. 18). Untersuchungen haben gezeigt, dass Kinder und Enkelkinder von Typ-2-Diabetikern auch ein erhöhtes Risiko haben, einen Typ-1-Diabetes zu entwickeln.

Was ist, wenn eine Diabetikerin schwanger wird?

Sie kann ein gesundes Kind zur Welt bringen, wenn sie folgende Grundregeln beachtet:

1. Die Schwangerschaft sollte geplant sein.
2. Ihr Diabetes muss schon vorher so gut eingestellt sein und bleiben, dass die Blutzuckerwerte praktisch normal sind.
3. Sind die Blutzuckerwerte nicht normal, muss das im Krankenhaus korrigiert werden.
4. Ab der 32. Schwangerschaftswoche sollte das Ungeborene ständig von einem Geburtshelfer oder an einer geburtshilflichen Krankenhaus-Abteilung überwacht werden.
5. Zuckerkranke Frauen werden nicht mehr vorzeitig entbunden, müssen aber unter ständiger Kontrolle bleiben.
6. Während der Geburt sollten stündlich Blutzucker-Selbstkontrollen durchgeführt, aber kein Insulin mehr verabreicht werden. Unter der Geburt ist ein Blutzuckerwert um um 100 mg/dl ideal.
7. Nach der Geburt muss ein Kinderarzt das Baby untersuchen und innerhalb von 30 Minuten den Blutzucker messen.

Brauchen Schwangere mehr Insulin?

Ja. Sie nehmen zu und müssen das Kind mitversorgen. Deshalb ist die richtige Ernährung wichtig. Sobald eine Komplikation droht, muss die Patientin ins Krankenhaus. Nach der Geburt sinkt der

Insulinbedarf wieder drastisch ab. Während des Stillens kann er besonders niedrig sein. Die stillende Diabetikerin sollte immer Kohlenhydrate zu sich nehmen (z.B. in Form von Milch), bevor sie ihr Kind an die Brust legt.

Woran erkennt man, ob ein Kind zuckerkrank ist?

Diabetes im Säuglingsalter ist sehr selten. Danach nimmt die Häufigkeit zu und erreicht um das siebte und zwölfte Lebensjahr einen Höhepunkt. Neben erblicher Vorbelastung sind dicke Kinder überdurchschnittlich gefährdet. Wenn sie plötzlich abnehmen und einen verräterischen Durst haben, gleichzeitig aber zu oft auf die Toilette müssen, besteht Verdacht. Müssen Kinder häufig erbrechen, haben Bauchschmerzen und riechen nach Aceton, besteht höchste Alarmstufe.

Reisen und Autofahren als Diabetiker

Darf man als Diabetiker noch verreisen?

Jeder gut eingestellte Diabetiker kann ganz normal in Urlaub fahren, wenn er seine Selbstkontrolle weiterführt, seine Medikamente und seine Hilfen mitnimmt.

Gibt es Risiken durch Impfungen?

Nein. Nur bei heftigen Reaktionen auf eine Impfung steigt der Blutzucker in kontrollierbaren Maßen.

Muss man bei Flugreisen aufpassen?

Ja, wenn man herz- oder lungenkrank ist. Überfliegen Sie mehrere Zeitgzonen und wird Ihr Reisetag dadurch kürzer oder länger, müssen Sie entsprechend mehr oder weniger Insulin spritzen.

Dürfen Diabetiker Auto fahren?

Das Bundesverkehrsministerium verlangt für Führerscheinbewerber keinen teuren Eignungstest mehr, dafür aber ein ärztliches Zeugnis, das in regelmäßigen Abständen nötig sein kann.

▸ Nicht geeignet für den Führerschein sind Diabetiker, die zu schweren Stoffwechselentgleisungen (Über- und Unterzucker) neigen.

▸ Vorübergehend nicht für den Führerschein geeignet sind Patienten, deren Stoffwechsel gerade neu eingestellt oder umgestellt wird.

▷ Wer mit Insulin behandelt wird, darf nicht berufsmäßig Fahrgäste befördern (Bus, Taxi) und keinen Lkw fahren.

▷ Diabetiker, die mit blutzuckersenkenden Tabletten behandelt werden, dürfen keinen Lkw fahren und auch keine Fahrgäste befördern, wenn sie in den letzten drei Monaten unter einer größeren Stoffwechselstörung litten.

Gibt es besondere Risikogruppen für führerscheinhinderliche Ausfallerscheinungen bei Unterzucker?

Amtlich werden drei Gefahrengruppen unterschieden:
Gefahrengruppe 1: Diabetiker, die nur mit Diät behandelt werden. Auflagen: geregelte Diät, regelmäßige Kontrollen beim Arzt mindestens alle zwölf Wochen, möglichst Selbstkontrolle mit Diabetikertagebuch.
Gefahrengruppe 2: Diabetiker, die mit Diät und Tabletten behandelt werden. Auflagen: geregelte Diät und ärztliche Kontrollen mindestens alle sechs bis acht Wochen, möglichst Selbstkontrolle mit Diabetikertagebuch.
Gefahrengruppe 3: Diabetiker, die außerdem mit Insulin behandelt werden. Auflagen: regelmäßige Arztkontrollen mindestens alle vier bis sechs Wochen, möglichst Selbstkontrolle mit Diabetiker-Tagebuch.

Besteht Meldepflicht bei nachträglichem Diabetes?

Nein. Allerdings gibt es Ausnahmen bei speziellen Gruppen, die ohnehin regelmäßig untersucht werden müssen oder die wegen ihres Diabetes am Steuer auffällig geworden sind.

Was ist, wenn man am Steuer eine Unterzuckerung bekommt?

Wer den Straßenverkehr gefährdet, ist auch als Diabetiker dafür voll verantwortlich, deshalb ist Vorsorge wichtig, d.h. möglichst vor jeder Autofahrt sollte der Blutzucker gemessen und dokumentiert werden. Für den Fall des Falles sollte man sein Diabetiker-Tagebuch immer genau führen und bei sich haben sowie alle Maßnahmen zur Vorbeugung ergreifen. Beim geringsten Verdacht auf eine Unterzuckerung muss man sofort anhalten.

Was sollten Diabetiker, die Auto fahren, besonders beachten?

▷ Im Auto muss immer Traubenzucker griffbereit sein. Auch der Beifahrer soll wissen, wo.

▷ Niemals losfahren, wenn Verdacht auf einen beginnenden oder abklingenden Unterzucker besteht.

▶ Beim geringsten Verdacht auf Unterzucker während der Fahrt sofort anhalten, Zucker essen und Wirkung abwarten.

▶ Vor einer Fahrt niemals mehr als die übliche Insulinmenge spritzen – und niemals abweichend von der gewohnten Zeit.

▶ Vor einer Fahrt niemals weniger Kohlenhydrate essen als sonst, eher ein bisschen mehr.

▶ Bei längeren Fahrten jede Stunde eine Kleinigkeit essen und alle zwei Stunden eine fest berechnete Menge.

▶ Keine Nachtfahrten und andere lange Fahrten, die den üblichen Tagesrhythmus stören.

▶ Niemals Höchstgeschwindigkeit fahren – freiwillig das Höchsttempo begrenzen gibt Sicherheit.

▶ Vor und während der Fahrt: kein Tropfen Alkohol!

Beruf und Arbeitsplatz

Gibt es Einschränkungen bei der Berufswahl?

Nur in ganz wenigen Fällen. Wer z.B. Insulin spritzen muss, darf wegen der Gefahr von Bewusstlosigkeit durch Unterzuckerung Tätigkeiten nicht ausüben, bei denen er selbst oder andere in so einem Fall gefährdet wären. Das sind beispielsweise:

▶ Arbeiten mit Absturzgefahr

▶ Bus- oder Taxifahren

▶ Verantwortliche Überwachungstätigkeiten in unfallgefährdeten Bereichen (Schrankenwärter, Industriemaschinen, Hochspannung)

▶ Arbeiten, bei denen man Schusswaffen trägt

Können Diabetiker im Schichtdienst arbeiten?

Wenn sie gut eingestellt sind und mit der notwendigen Selbstanpassung ihrer Medikamente zurechtkommen, ja.

Wer bezahlt die Umschulung, wenn sie durch Diabetes nötig wird?

Das Arbeitsamt. Für Diabetiker ist manchmal eine Umschulung oder die Einweisung an einem neuen Arbeitsplatz unvermeidlich. Leider besteht dann die Möglichkeit, dass man weniger verdient als vorher.

Gibt es Hindernisse für die Einstellung von Diabetikern im öffentlichen Dienst?

Grundsätzlich nein. Dafür gibt es amtliche Richtlinien, die leicht gekürzt lauten:

1. Der generelle Ausschluss des Diabetikers von pensionsberechtigten Anstellungen im Staatsdienst und vergleichbaren Einrichtungen ist aus medizinischen Gründen nicht gerechtfertigt.
2. Für die Anstellung kommen alle Diabetiker in Frage, deren Stoffwechselstörung auf Dauer gut einstellbar ist.
3. Bewerber sollten frei von Komplikationen an Augen und Nieren sein. Das ist durch fachärztliche Befunde festzustellen.
4. Diabetiker, die rein diätetisch behandelt werden, können jede Tätigkeit ausüben, für die sie nach Vorbildung und Leistung auch sonst geeignet wären. Insulinbehandelte Diabetiker dürfen nur solche Arbeiten nicht verrichten, bei denen dadurch eine Gefahr für sie oder andere entstehen kann.
5. Diabetische Bewerber brauchen ein ärztliches Zeugnis, das die Fähigkeit und Bereitschaft bestätigt, die notwendigen Stoffwechselkontrollen durchzuführen.
6. Die Qualität der Stoffwechselführung soll in jedem Einzelfall beurteilt werden und dokumentiert sein.
7. Als Behinderte können auch Diabetiker mit Komplikationen in den öffentlichen Dienst eingestellt werden.

Gelten diese Regeln auch für den Betriebsdienst der Bundesbahn?

Unter Betriebsdienst versteht man alle Tätigkeiten, bei denen Züge zusammengestellt, befördert und aufgelöst werden. 1988 sind hier die Bedingungen für die Beschäftigung von Diabetikern wesentlich verbessert worden. Auch hier gilt jetzt der Grundsatz der individuellen Beurteilung jedes einzelnen Falles. Dabei muss die Bundesbahn natürlich berücksichtigen, dass Unfallrisiken beim Betriebsdienst im Sinne der oben genannten Gefährdungen ausgeschlossen werden müssen. Lokführer kann ein Diabetiker also nicht werden, wohl aber Schaffner oder Serviererin im Speisewagen – sofern man mit dem Schichtdienst zurechtkommt. Außerdem können Diabetiker natürlich im Wartungs- und Werkstättendienst oder beim Verkehrsdienst arbeiten. Vergleichbare Maßstäbe gibt es auch im öffentlichen Personen-Nahverkehr.

Sozialversicherung und Behinderung

Werden Diabetiker als Behinderte anerkannt?

Nach dem Schwerbehindertengesetz können auch Diabetiker bei den Versorgungsämtern den Grad der Behinderung (Minderung der Erwerbsfähigkeit) feststellen zu lassen. Ein Schwerbehindertenausweis kann aber auch Nachteile bringen, z. B. wenn man den Führerschein machen will oder Arbeit sucht.

Wie wird der Grad der Behinderung bei Diabetes festgestellt?

Immer durch das Zeugnis eines fachlich zuständigen Amts- oder Vertrauensarztes. Danach gilt:

▸ Wenn Diabetes durch Diät und Tabletten ohne Probleme gut auszugleichen ist, liegt die Behinderung bei 0–10 Prozent.

▸ Ist er weniger gut ausgleichbar und gibt es größere Schwankungen, liegt die Behinderung bei 20 Prozent.

▸ Ist Diabetes nur mit Insulin und Diät ausgleichbar, aber ohne Probleme, so liegt die Behinderung bei 30 Prozent.

▸ Bei Diabetes, der auch mit Insulin nur schwer einstellbar ist (dazu gehört meist ein Diabetes, der schon im Kindesalter aufgetreten ist), liegt der Grad der Behinderung bei 40–60 Prozent.

▸ Organleiden (Folgeschäden) sind zusätzlich zu bewerten.

Kann man Behindertenrente bekommen, wenn man zwar zu weniger als 50 % schwer behindert ist, aber keine geeignete Arbeit findet oder seine Arbeit verliert?

Nein, aber solche Diabetiker können beim Arbeitsamt beantragen, dass sie den Schwerbehinderten gleich gestellt werden. Diese Gleichstellung kann allerdings zeitlich befristet sein. Beurteilt wird die Minderung der Erwerbsfähigkeit durch ein ärztliches Gutachten. Nur wenn es überhaupt keine andere Lösung gibt, können Diabetiker vorzeitig Rente wegen Erwerbsunfähigkeit erhalten.

Haben Diabetiker Anspruch auf Sozialhilfe?

Ja, wenn die gesetzlichen Bedingungen erfüllt sind. Dann reicht die Unterstützung von der Behandlung über Hilfen zur Ausbildung bis zu Sonderhilfen.

Gibt es für Diabetiker Einschränkungen bei der Krankenkasse?

Die Krankenversicherungen übernehmen die Kosten für klinische Behandlung, bei Heilverfahren oder Umschulungen beteiligt sich unter Umständen auch die Rentenversicherung.
Wer schon Diabetes hat und in eine private Krankenversicherung eintreten will, muss mit einem Risikozuschlag rechnen.

Kleines Wörterbuch

Acarbose   blutzuckersenkende Tabletten

Aceton   saures Abfallprodukt der Verbrennung von Fett. Wird in Harn und Atemluft ausgeschieden, riecht nach faulem Obst und Nagellack

Adrenalin   Hormon, das bei Stress oder Krankheit den Blutzuckerspiegel erhöht

Alkohol   energiereiches, berauschendes Genuss- und Nervengift auf der Grundlage von Kohlenhydraten

Allergie   Abwehrreaktion der Haut mit Juckreiz und Rötung

Altinsulin   s. unter Normalinsulin

Aminosäuren   Bestandteil des Grundnährstoffes Eiweiß

Antibiotika   Medikamente, die Bakterien (Krankheitserreger) abtöten

Antikörper   »Polizisten« des Immunsystems

Arterien   große Blutgefäße oder Adern

Arteriosklerose   Arterienverkalkung, Folge ist erhöhter Blutdruck durch Ablagerungen in den großen Blutgefäßen

Bakterien   Krankheitserreger

Bauchspeicheldrüse   das Organ, das Bauchspeichel, Insulin und Glukagon bildet

Blutzucker   Zuckergehalt des Blutes

Broteinheit (BE)   Schätzeinheit für die Kohlenhydrate, die in Lebensmitteln enthalten sind. 1 BE = 10–12 g Kohlenhydrate

B-Zelle   Insulin produzierende Zelle in den Langerhans-Inseln der Bauchspeicheldrüse

Cortison   hormonähnlicher Wirkstoff in vielen Medikamenten

Diabetes   Zuckerkrankheit

Diabetikertagebuch   Aufzeichnungen über die häusliche Selbstkontrolle

diabetische Neuropathie   Sammelname für alle diabetisch bedingten Nervenleiden

diabetisches Koma	Bewusstlosigkeit durch Austrocknung und Übersäuerung des Körpers aufgrund einer Überzuckerung	Harnzucker	Zuckerausscheidung im Harn bzw. Urin
Dosis	Menge eines verabreichten Medikaments	HbA_{1c}-Wert	Messwert für die Güte der Diabeteseinstellung. Gemessen wird der Verzuckerungsgrad des Hämoglobins in den roten Blutkörperchen.
Eisenspeicher-erkrankheit	Hämochromatose	Hormon	körpereigener Botenstoff, der Abläufe regelt und Vorgänge im Stoffwechsel auslöst
Eiweiß	Aufbaustoff oder Grundnährstoff des Körpergewebes aus Aminosäuren, die vorwiegend aus Fleisch, Fisch und Milchprodukten gewonnen werden	Hyperglyk-ämie	Überzuckerung, schwere Entgleisung des Stoffwechsels durch stark erhöhten Blutzuckerspiegel
Furunkel	eitrige Haarbalgentzündung	Hypoglyk-ämie	Unterzuckerung, schwere Entgleisung des Stoffwechsels durch Übersäuerung des Blutes (Zuckermangel)
Glukagon	blutzuckersteigerndes Hormon aus den Langerhans-Inseln der Bauchspeicheldrüse, das die Zuckerreserven der Leber freisetzt; Notfallspritze bei schwerer Unterzuckerung	Immun-system	körpereigene Abwehr gegen Krankheitserreger
Glukose	reiner Traubenzucker	Implantat	eingepflanzt im Körper getragenes künstliches Hilfsmittel
Grundnähr-stoffe	Kohlenhydrate (Zucker und Stärke), Eiweiß und Fett	Impotenz	Zeugungsschwäche
Hämoglobin	Bestandteil der roten Blutkörperchen, der für den Sauerstofftransport wichtig ist	Infektion	Ansteckung, Übertragung von Krankheitserregern

139

Inselzell-Antikörper	Antikörper, die das Gewebe der Langerhans-Inseln in der Bauchspeicheldrüse angreifen	**Laser**	gebündelter Lichtstrahl, der in der Medizin ähnlich wie ein Schweißbrenner bei Operationen verwendet wird
Insulin	blutzuckersenkendes Hormon, das die B-Zellen der Langerhans-Inseln in der Bauchspeicheldrüse bilden	**Leberzirrhose**	Schrumpfleber
		Makroangiopathie	Schäden an den großen Blutgefäßen; entsprechen dem Krankheitsbild der Arteriosklerose
Insulin-Antikörper	Antikörper, die das Insulin im Körper angreifen		
Insulin-Pen	tragbare Insulinspritze vom Aussehen eines Füllfederhalters mit austauschbaren Patronen und Nadeln	**Mikroangiopathie**	Schäden an den kleinen Blutgefäßen
		Mischinsulin	Insulin, das aus kurz wirkendem Normalinsulin und mittellang wirkendem Verzögerungsinsulin gemischt ist
Insulinpumpe	automatisches Dosiergerät für Insulin		
Insulinresistenz	Das Insulin im Körper wirkt nicht richtig.	**Nierenschwelle**	Grenze für die Fähigkeit der Niere, Zucker aus dem Blut zurückzuhalten. Wird sie überschritten, gelangt Zucker in den Harn.
Kalorie	Maßeinheit für den Energiewert (Nährwert) von Lebensmitteln		
Kohlenhydrate (KH)	Hauptnährstoff und Energielieferant, vorwiegend pflanzlicher Herkunft	**Nikotin**	Genuss- und Nervengift im Tabak
		Normalinsulin	schnell und kurz wirkendes Insulin
Langerhans-Inseln	Ansammlung von Zellen in der Bauchspeicheldrüse, von denen ein bestimmter Zelltyp, die B-Zellen, das Insulin produziert	**Ovulationshemmer**	»Eisprunghemmer«, Antibabypille
		Reflektometer	Blutzuckermessgerät

Retina	Augennetzhaut
Retinopathie	diabetische Netzhauterkrankung des Auges
Schwangerschaftsdiabetes	Ausbruch einer vorübergehenden Zuckerkrankheit durch Hormonveränderungen während der Schwangerschaft
Stoffwechselentgleisung	bei Diabetikern Unterzuckerung oder Überzuckerung des Blutes
Süßstoff	Zuckerersatzstoff ohne Kohlenhydrate
Sulfonylharnstoff	Wirkstoff in blutzuckersenkenden Tabletten
Symptome	Krankheitszeichen
Transplantation	Übertragung von Organen oder Zellen
Überzuckerung	s. unter Hyperglykämie
Unterzuckerung	s. unter Hypoglykämie
Verzögerungsinsulin	mittellang wirkendes Insulin

Zelle	kleinste lebende Einheit im Körper bzw. in jedem Lebewesen, von der Pflanze bis zum Menschen
Zuckerersatzstoff	s. unter Süßstoff
Zuckeraustauschstoff	langsam wirkende Zucker, die eingeschränkt für Diabetiker geeignet sind, weil sie nur langsam ins Blut gelangen (z.B. Fruchtzucker, Sorbit, Xylit); sind heute nicht mehr erforderlich

Register